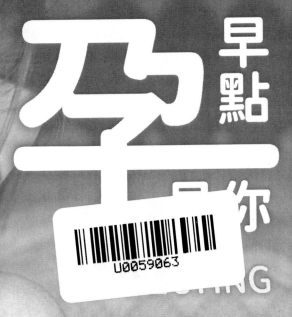

李媛，劉婳，馬帥 主編

# 早點孕見你

早點孕見你

-ING

## 一本書提供**專業指南**

### 助你理解並克服生育障礙

生殖奧祕｜不孕解密｜人工授精｜試管嬰兒

# 當不孕不再是絕境

男性常見的不育疾病＋女性常見的生殖內分泌疾病

月經失調、多囊性卵巢症候群、子宮內膜異位症、無精症……

## 從基礎生理到先進助孕，一本書全方位介紹生殖健康與助孕技術

真情推薦

陳玉娟 醫師 中華民國婦科醫學會秘書長｜台北市中醫師公會理事

宜蘊中醫診所院長｜暢銷書備孕聖經作者

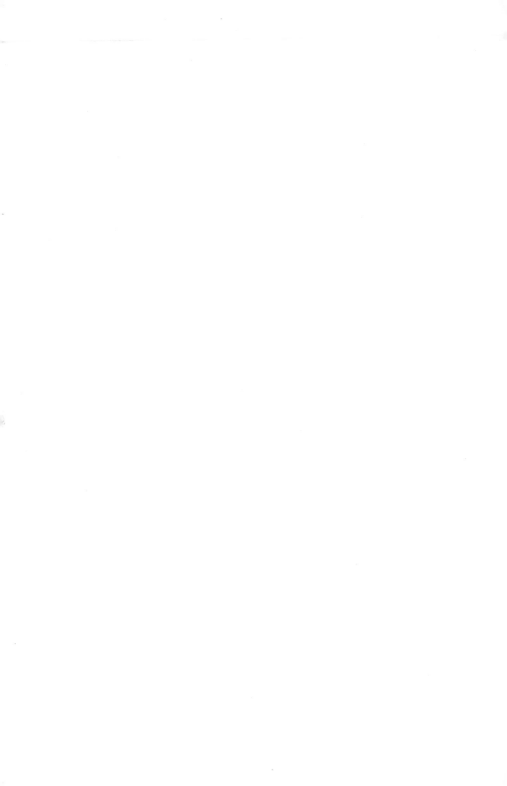

# 目錄

# 目錄

# 前言

　　隨著社會發展，女性生育年齡延遲、不良生活習慣養成、環境汙染加重等諸多原因，導致全球不孕症發生率持續增加。本書主要目的是向育齡夫婦普及生育健康知識，讓他（她）們知道如何更有效率地懷孕。如今，包括試管嬰兒和人工授精在內的人類輔助生殖技術應用越來越普遍，本書對試管嬰兒等技術做了詳細的介紹，讓大家能夠全面、深入地了解這項醫療技術，更好地配合醫生，提高試管嬰兒的成功率。

　　本書主要介紹了懷孕的過程、影響女性和男性生育的一些因素或疾病、不孕症的診斷和治療等內容。其中，不孕症的治療主要介紹了人工授精和試管嬰兒技術，詳細闡述了試管嬰兒技術的流程、原理、併發症、促排卵療程、胚胎移植術及提高成功率的方法。本書主要以問答的形式解答了大家較為關注和感興趣的問題。從懷孕的基本知識到影響懷孕的因素，再到試管嬰兒技術的講解，由淺入深，以通俗的語言來解答疑問，讓讀者能很容易地理解相關內容，並結合自身情況進行判斷。本書適用於有生育要求、被不孕症長期困擾、正在做試管嬰兒治療以及做試管嬰兒治療失敗的夫婦閱讀。

　　本書由生殖醫學專家帶領專業醫療團隊撰寫而成。我們衷

# 前言

心希望本書能為大家答疑解惑，能在漫漫求醫路中為大家指明方向，少走彎路。在此，我們也衷心祝願每個家庭都能擁有一個健康的寶寶。

由於篇幅有限，還有很多生殖健康科普小知識沒收納在冊，我們仍在努力累積中，希望將來能夠再出版一冊對其進行補充。由於編著者能力有限，書中難免有不妥之處，敬請專家學者和讀者批評指正。

編者

# 第一章
# 生殖的奧祕

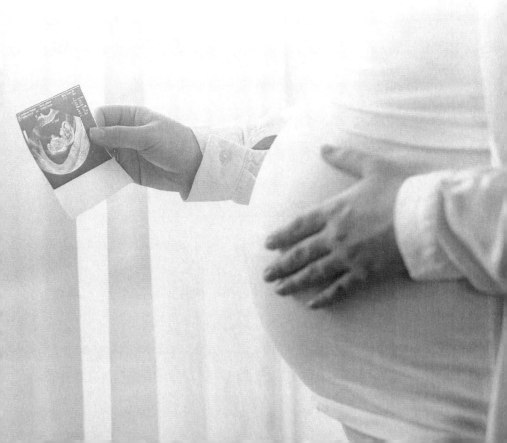

# 一、
# 精子為什麼能持續產生？

對於男性而言，睪丸會持續而恆定地生產精子。從青春期開始，男孩體內的精原細胞開始踏入成長為精子的旅程。對於精子來說，從精原細胞發育開始至完全分化為精子為止，過程僅需 53 天。睪丸可以持續地提供精子，運輸並儲存於性生殖器官中，這種有效且持續的過程為男性提供了旺盛且持久的生殖能力。

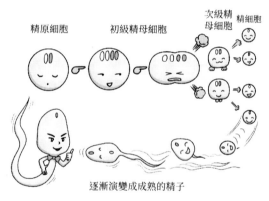

圖 1-1　精子形成的全過程

精子誕生在男性的睪丸裡，它的生長過程有點複雜。在睪丸的細精管裡，精子的始祖 —— 原始生殖細胞化身為精原細胞，精原細胞經過有絲分裂後成為初級精母細胞，一個初級精母細胞再經減數分裂，形成 4 個圓圓的精子細胞。

然而，此時的精子細胞還無法游過漫長的生殖道去尋找心

儀的卵子。它在出征前還需要在附睪中經過一系列的變形，包括頂體形成、延長，精子核濃縮，以及精子尾或鞭毛形成等過程。精子形成的全過程見圖 1-1。

# 二、
# 卵子為什麼會有「黃金時期」？

當女孩還是胎兒時，她們體內的卵原細胞就已經開始了成長為卵子的艱難旅程，變成了初級卵母細胞。但是這一旅程在出生後長達幾十年裡並沒有繼續向前走，而是被按下了暫停鍵，停在了這一時期。

十幾年後，新生兒長成了亭亭玉立的女孩（青春期）後，初級卵母細胞才隨著激素的變化，逐個恢復分裂的程序。初級卵母細胞住的小房子叫卵泡，卵泡不僅提供初級卵母細胞的住所，還要負責它的營養。當卵泡發育成成熟卵泡（圖 1-2）後，會「嘭」地破開，把初級卵母細胞吐出來，這就是我們常說的「排卵」。而卵母細胞的最終分裂成熟其實是在受精後才會真正完成。

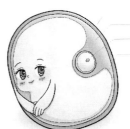

圖 1-2　成熟的卵泡

因此，對於卵子而言，從卵原細胞發育開始到完全分化為卵子這一艱難的旅程，可能需要十幾年，甚至五十幾年。而且，並不是每個卵原細胞都有如此好運，能夠發育成卵子。

當女孩還在媽媽肚子裡時（胎兒期），卵原細胞是最多的，可以達到約 700 萬個；女孩出生時（新生兒期），初級卵母細胞逐漸退化，剩下 200 萬個左右；青春期後（育齡期），初級卵母細胞開始依次成熟，每月排出一個卵子。

總而言之，女性的卵子在胎兒期已經全部「配置」齊全，一生中，大概會有幾百個成熟的卵子成功排出，而 99.9% 的卵母細胞則會在這個長達數十年的旅程中（育齡期）被淘汰。

# 三、
## 為什麼把輸卵管比喻成鵲橋？

如果我們將卵子和精子比喻成織女和牛郎，輸卵管則是他們的鵲橋。輸卵管連接子宮，開口於卵巢，是一條位於盆腔內的管型通道。輸卵管傘部能拾起從卵巢排出的卵子，即具有「拾卵」功能。輸卵管管壁最裡層有纖毛，能規律地擺動，輸卵管的肌層也能規律收縮，故它能運輸卵子和受精卵。生育是輸卵管唯一的使命和責任。

輸卵管的通暢性直接影響到卵子運輸和卵子受精。如果輸

卵管堵塞或黏連，則育齡期婦女發生不孕的機率會大大增加。骨盆腔炎、生殖系統結核或手術、流產、闌尾炎、輸卵管妊娠史等都可能導致輸卵管堵塞或黏連。

# 四、
## 什麼樣的子宮內膜才是胚胎的溫床？

卵子和精子結合並發育成胚胎，是生命的起源。而胚胎這顆種子只有在肥沃的土壤裡才能生根發芽、茁壯成長。子宮內膜便是胚胎種植的溫床。

子宮內膜分為基底層和機能層，其中機能層內有血管和腺體，是胚胎著床的地方，它隨著卵巢週期發生週期性地剝離，形成月經。

子宮內膜週期分為增生期、分泌期和行經期。以月經週期為 28 天為例，增生期指月經週期第 5 ～ 14 天，內膜的上皮、腺體、血管等都呈增生變化。子宮鏡檢查一般在月經完全乾淨後 2 ～ 7 天做，此時子宮內膜病理一般都提示為增生期。子宮內膜在孕激素的作用下由增生期變為分泌期，它與受精卵（胚胎）同步發育。分泌期為月經週期第 15 ～ 28 天，此時的子宮內膜在雌激素的作用下，腺體增加、彎曲，出現分泌現象，此時的內膜適合胚胎著床。行經期為月經週期第 1 ～ 4 天，也就是

子宮內膜機能層脫落、出血，流出陰道形成月經。

　　排卵前，合適的子宮內膜厚度一般在 8 ～ 13mm，子宮內膜在超音波下呈三線型，外層和中央呈高回音性，外層與宮腔中線之間為低回音或暗區。如果子宮內膜出現病變，或子宮內膜發育與胚胎發育不同步，則會影響胚胎著床。

## 五、
## 滋養胚胎的陽光雨露有哪些？

　　胚胎著床後，體內環境也會影響到懷孕。首先，體內孕酮的分泌是否足夠。懷孕早期，孕酮由黃體細胞分泌，如果孕酮分泌不足，則會導致胚胎著床不穩定，可能出現不孕或胚胎停育等情況，此時應該及時補充外源性孕酮。

　　其次，身體的狀態，包括心理狀態和物理狀態。緊張焦慮的情緒可能會影響卵子品質，進而影響懷孕。當身體存在代謝異常、內分泌異常、自身免疫性疾病及凝血功能異常等情況時，也不利於受孕和胚胎胎兒發育。出現這些情況時，要及時調整和治療。有生育要求的夫婦應提前調整生活方式，讓自己的身體處於一種平衡健康的狀態，這樣更容易受孕。

# 六、
## 精子和卵子的愛情故事，你知道嗎？

懷孕的過程，其實就是卵子和精子的「愛情故事」。

男主角精子有很多兄弟，但是它們卻有一個共同的追求者 —— 女主角卵子。精子從附睪家裡出發，開始一場馬拉松式的奔跑。在路途中，它的競爭者們有的體力不支，有的迷失方向，剩餘的越來越少。它們越過崎嶇的道路，最終來到卵子周圍。此時，卵子雖然還在沉睡，但它散發出來的魅力深深吸引著最終到達目的地的追求者們。然而，考驗仍在繼續，卵子被一座名為「透明帶」(Zona pellucida) 的城堡禁錮著，只有最終進入城堡的英雄才能將沉睡的「公主」吻醒。精子們使出渾身解數試圖開啟城堡的大門，在戰鬥中，不少精子陣亡，最終只有最強壯最有智慧的男主角精子成功進入城堡，吻醒了卵子。卵子甦醒了，與精子結合成一體，孕育了它們愛的結晶 —— 受精卵。

受精卵從此開啟了新的生活旅程，尋找理想中的家園。它越過輸卵管內的「高山大海」，見過迷失的精子們，經歷千辛萬苦，逐漸成長，一個受精卵分裂成 2 個卵裂球 (Blastomere)，2 個分裂成 4 個，4 個分裂成 8 個……在不斷地蛻變後成為胚胎，也終於找到了溫馨的家園 —— 子宮。於是它便在子宮內膜上

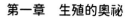 

紫根，子宮提供給它各種陽光雨露，讓它越長越大，長成了胎兒。胎兒經歷三百多個日夜的「修煉」，終於破繭而出。一場相遇、一場新生，一場轟轟烈烈的愛情故事和一場生生不息的生命征途就這樣開始了。懷孕的過程見圖 1-3。

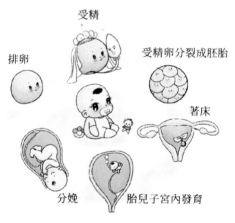

圖 1-3　懷孕的過程

# 第二章
# 不孕症的概念、原因及影響因素

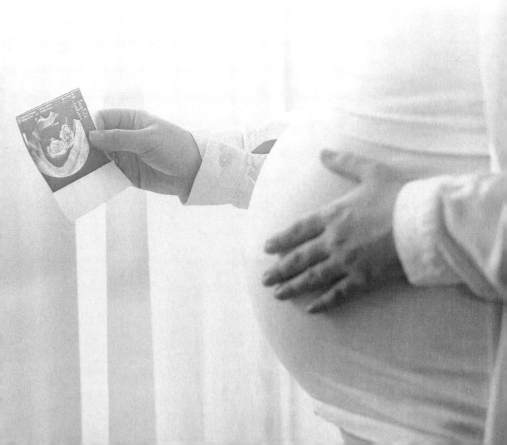

# 一、
## 什麼叫不孕症？

育齡夫婦有正常、規律的性生活（每週 2 至 3 次）至少一年，未採取任何避孕措施而未懷孕可定義為不孕症。不孕不育的發生率呈逐年上升趨勢，當前，不孕症已成為一項世界性醫學和社會問題，是 21 世紀危害人類生殖健康的重要疾病之一。

# 二、
## 為什麼會得不孕症？

造成不孕不育的病因很多且複雜，如圖 2-1 所示，女性方面主要包括以下幾大類：

### （一）年齡因素

年齡是影響女性生育力的因素之一。隨著年齡增加，卵子的數目減少和品質下降，卵子的受精能力和胚胎的植入能力下降，染色體異常的機率增加，使得成功受孕的機率逐年下降。研究顯示，女性 35 歲以前，胚胎著床率、每胎活產率相對穩定，35 歲以後，兩者均呈線性下降趨勢。

## （二）排卵功能異常

　　月經週期不規律或閉經是排卵功能異常的常見表現，15％～21％的女性不孕患者爲排卵障礙。正常排卵依賴於下視丘 —— 腦下垂體 —— 生殖腺主軸相關激素間的動態平衡，因此排卵功能異常是以上系統功能異常的表現。常見排卵障礙疾病包括卵巢病變（如透納氏症、XY性腺發育不全、未破裂卵泡黃體化綜合徵）、腦下垂體疾病（腦下垂體腫瘤、席恩氏症候群）、下視丘損傷、甲狀腺或腎上腺功能亢進或低下和重症糖尿病等。臨床最常見的排卵障礙疾病即多囊性卵巢症候群（polycystic ovarian syndrome，PCOS），患者表現爲很少排卵或無排卵。此外，PCOS患者異常的激素環境也會影響卵子品質及子宮內膜容受性。

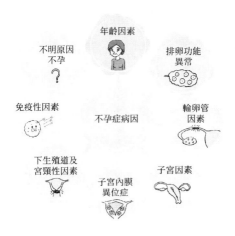

圖 2-1　不孕症的原因

## （三）輸卵管因素

輸卵管平滑肌的蠕動、上皮細胞纖毛的擺動及輸卵管的通暢是自然受孕的必備條件。輸卵管感染性和非感染性病因均可導致不孕，輸卵管性不孕占不孕症的 20.0%～ 32.8%。

## （四）子宮因素

精子和卵子結合形成受精卵後，需要著床在子宮內膜上才能汲取營養繼續發育成胚胎。因此，良好的子宮內膜是懷孕的必備條件，任何影響子宮內膜的因素均可能影響懷孕。子宮內膜息肉增生、子宮縱隔、子宮肌瘤壓迫子宮內膜、子宮內膜太薄及子宮腔黏連，均可能影響胚胎著床。但並非所有患者都會不孕，如果有上述子宮結構問題，排除反覆試孕失敗的其他因素後，可進行子宮鏡檢查，評估子宮內膜情況。

## （五）子宮內膜異位症

子宮內膜異位症與不孕關係密切，30%～ 58% 的不孕症患者合併有子宮內膜異位症。子宮內膜異位症可引起骨盆腔沾黏、輸卵管阻塞，或妨礙輸卵管運送卵子、干擾卵巢內分泌功能和排卵，影響精卵結合及胚胎著床。重症子宮內膜異位症可致骨盆腔解剖結構異常，如輸卵管黏連、阻塞等。並且，骨盆腔內微環境改變、免疫功能異常均會影響懷孕。子宮內膜異位症患者排卵障礙發生率為 17%～ 27%。

## (六) 下生殖道及宮頸性因素

外陰和陰道發育異常及創傷和手術形成的瘢痕狹窄會影響精子上行與卵子結合，宮頸管的解剖結構及上皮組織的分泌功能異常會影響精子的存活、上游與儲存而引起不孕。

## (七) 免疫性因素

在自然受孕的各個環節均存在複雜的免疫反應，神經內分泌系統和免疫系統透過肽類激素、神經傳導物質和細胞因子的相互作用影響生殖內分泌並調節生育過程。診斷免疫性不孕首先要排除不孕症的其他已知因素，包括輸卵管因素、內分泌因素以及遺傳因素。

而不孕症的男性因素所占比例並不低，因此不孕症發生時男性、女性應同時檢查。男性方面則有以下這些原因：

(一) 精液異常：精子數目減少、形狀異常或活動力減弱。

(二) 睪丸製造精子障礙：有先天性異常、染色體異常、荷爾蒙異常、感染性疾病、精索靜脈曲張、慢性疾病、外傷、環境毒素、睪丸腫瘤、藥物影響等病因。

(三) 精子運輸系統異常：包括先天性無輸精管症或後天輸精管阻塞。

(四) 性功能障礙：如陽萎、早洩或無法射精、尿道下裂等。

此外，不孕夫妻在接受一定範圍的檢查評估後，仍然找不

到特定病因，則可歸類為不明原因的不孕，亦即用現有醫學技術無法輕易診斷的不孕症。找不到原因，並非代表正常。高齡婦女生育能力下降的情況一般也驗不出來，因此 35 歲以上的婦女即使找不到原因，也應樂觀面對不孕問題。不明原因的不孕症，多數病例經過適當治療仍可成功受孕。

# 三、
# 什麼人容易出現不孕不育？

懷孕的過程十分複雜，從精子、卵子生成，到精卵結合形成受精卵，再到受精卵著床發育成胚胎，任何一個環節發生異常都可能導致不孕不育。不孕症常見原因有：男性精液異常、高育齡、排卵功能異常、輸卵管阻塞或黏連、子宮內膜病變、宮頸及免疫性因素等。結合以上原因，不孕症高危險人群（圖2-2）常具備以下特徵：

## （一）女性高危險人群

大於 35 歲（卵巢功能下降）；有過人工流產、藥物流產、子宮外孕、骨盆腹腔手術或炎症、結核病史（輸卵管通而不暢）；不良生活嗜好，如吸菸、飲酒；從事某些職業，如長期高強度體力勞動，在高溫、放射、含有有害物質的環境工作；患某些

疾病，如多囊性卵巢症候群、子宮內膜異位症、高泌乳激素血症、高胰島素血症、卵巢早衰等；肥胖者。

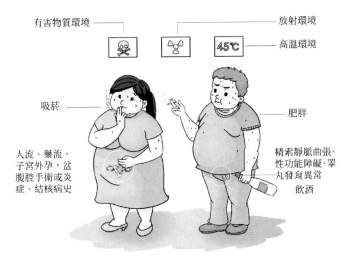

圖 2-2 什麼人容易出現不孕不育

## （二）男性高危險人群

不良生活習慣，如吸菸、飲酒；高溫環境工作人群；患有精索靜脈曲張、性功能障礙、睪丸發育異常；幼年患腮腺炎；肥胖者；家族有不孕不育遺傳病史。

# 四、
# 之前懷過孕，為什麼現在懷不上了？

　　有些女性深知自己作為獨生子女的孤獨，想為自己孩子留一個伴；或是怕隨著孩子長大離家，自己倍感孤獨，想再生一個孩子陪伴自己；抑或是單純地喜歡孩子，想再生一個孩子。於是她們下定決心，做好心理準備，開始迎接新生命的到來。

　　然而，孩子不是想要就能要的。哪怕以前生過一個寶寶，在孕育生命的路上已走過一回，不孕症還是有可能會降臨的。而這種曾經孕育過一個寶寶，正常規律性生活至少一年，未避孕但還是不孕的情況，我們稱之為續發性不孕。

　　續發性不孕的原因十分複雜，男女方因素均占很大比例。男方因素包括精液異常、副性腺感染、免疫學因素、性交及勃起功能障礙等；女方因素主要是有多次人工流產史、輸卵管病變、卵巢功能障礙、骨盆腔感染、閉經、免疫性因素以及性傳染病等。

　　多次人工流產是續發性不孕的高度危險因素，人工流產在續發性不孕患者中占 40%，與續發性不孕密切相關。多次人工流產容易引起子宮頸和子宮腔沾黏、子宮內膜損傷、子宮內膜異位等，是近年來備受關注的續發性不孕症的原因。輸卵管病變，如輸卵管不通或通而不暢，大部分是由急性、慢性骨盆腔

炎所致，也是女性續發性不孕的主要因素。另外，部分續發性不孕患者年齡偏大，卵巢功能欠佳，出現月經失調、卵泡發育不良和排卵障礙，也是續發性不孕的原因之一。

　　備戰二胎一年未果的夫妻們應該及時到醫院進行診療，明確病因。男方應該進行精液檢查以排除男性不育，女方則應該到婦產科或生殖醫學中心進行診療，包括詳細的病史詢問、體格檢查、常規婦科檢查、經陰道婦科超音波檢查、子宮輸卵管造影，以及陰道分泌物檢查等。經上述檢查仍原因不明者，必要時進行腹腔鏡檢查。

　　明確病因後，進行針對性治療去除病因，或者採用相應的輔助生殖技術，為自己的備戰二胎之路剷除阻礙，助力前行。希望最終所有的爸爸媽媽，都能擁抱自己可愛的小天使。

# 五、
# 年齡對女性的生育力有什麼影響？

　　由於升學、深造、升遷等原因，現代人普遍晚婚晚育。其實年齡是影響卵巢功能及精子品質最重要的因素，尤其是卵巢功能，受年齡影響很大，一般對於超過 35 歲的女性來說，嘗試自然懷孕的年限是半年，如果半年還沒有成功受孕，建議您到正規醫院就診。

　　為了更具體地回答這個問題，我們檢索了相關的文獻。其中有一篇文章用非常詳細的數據解釋了年齡與生育力的關係（圖 2-3）。

　　這是一個基於人群的大型回顧性研究。研究對象為自然週期單胚胎移植的不孕女性，排除了激素治療以及未移植胚胎冷凍對統計數據的影響，以每卵子活產率（每個卵子獲得一個活產嬰兒的機率，計算方法為：每卵子活產率＝活產嬰兒數 ÷ 卵子數）作為觀察指標，研究人類卵母細胞的內在生育力。共有 14,185 個自然週期的卵母細胞，獲得 1,913 例單胚胎移植活產嬰兒。研究結果表明，每卵子活產率隨年齡呈顯著變化。卵母細胞的每卵子活產率在 34 歲之前變化很小，35 歲以下每卵子活產率為 26％。然而，隨後陡峭（接近線性）損失開始，34 ～ 42 歲之間，每卵子活產率每年下降 10％，36 歲較之前下降 20％，42 歲較之前下降 90％，每卵子活產率僅為 4％，43 歲以後活產率更低，45 歲每卵子活產率僅為 3％，46 歲僅為 2％，47 歲甚至小於 1％。對於高齡女性，低活產率的主要原因是自然流產。有研究顯示，35 歲之前的女性自然流產的風險為 2.1％，而 36 歲之後的女性則為 16.1％。

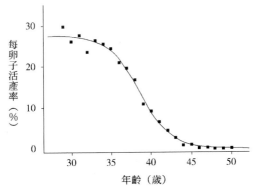

圖 2-3　年齡與生育力的關係

透過以上數據我們能夠深刻體會到時光不待人，想要健康可愛的寶寶，要抓緊時間，追上時間的步伐。

# 六、
## 肥胖如何影響女性的生育力？

社會越來越發達，生活越來越智慧，肥胖人數每天都在增加，肥胖已成為全球流行性疾病，影響多數現代人的健康。已知肥胖可增加多種慢性疾病（如心血管疾病、糖尿病等）及妊娠併發症（如妊娠高血壓綜合症、妊娠期糖尿病、早產等）的發生率，且會降低男女雙方的生育力。肥胖對女性生育力的影響包括三個方面：

## （一）對神經內分泌系統的影響

肥胖女性血液循環中有高濃度胰島素，可以刺激卵巢產生更多的雄激素，這些雄激素在外周堆積的脂肪組織中高速芳香化為雌激素，從而對神經內分泌系統產生負回饋，導致月經異常和不排卵。

## （二）對卵子及胚胎的影響

肥胖可以透過破壞卵母細胞微小結構的生理功能，從而產生不良影響。經常吃油膩食物，脂肪酸會在脂肪細胞中堆積，當脂肪細胞容納不下這些脂肪後，脂肪便會堆積到其他器官裡並發揮毒性作用，即脂毒性。胚胎也容易受這種脂毒性的影響。對於做試管嬰兒治療的女性，不飽和脂肪酸的水平也與懷孕機率息息相關。

## （三）對子宮內膜的影響

過量的游離脂肪酸可能對生殖器官產生毒性作用，導致細胞損傷和慢性低度炎症。肥胖影響女性子宮內膜的轉化，從而影響子宮內膜接受胚胎種植的能力。肥胖女性內膜基因表達也發生改變，這些變化可能造成胚胎著床率下降、流產率增加。

# 七、
# 哪些不健康的生活方式會影響生育力呢？

大家都知道，想成功懷孕並生出健康的寶寶，育齡夫婦都需要戒菸戒酒、規律飲食和運動，保持健康的生活方式。那麼，不良的生活方式（圖 2-4）對生育能力的影響有多大呢？

## (一) 生活習慣方面

1. 吸菸　隨著時代變遷，女性占吸菸群體的比例在悄然增加，吸菸對呼吸系統及心腦血管系統的危害是眾所周知的，那麼，吸菸是否會對女性的受孕能力產生影響呢？既往研究證實，菸草的煙霧成分可導致女性卵巢儲備功能降低、生殖激素濃度異常變化、骨盆腔炎性疾病的易感性增加等，女性吸菸者比不吸菸者的更年期提早 1 ～ 4 年。而吸菸對受孕能力是否有影響？是否隨吸菸量及吸菸時間而改變？二手菸的吸入（抽二手菸）是否影響受孕能力？對這些問題尚未有一致意見。

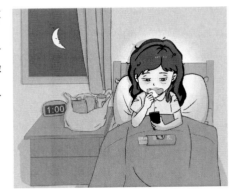

圖 2-4　不良生活習慣

研究者們對 5,000 多名 18 ～ 40 歲的丹麥女性進行調查，這些女性有固定的男性伴侶，並準備懷孕；無任何醫療助孕。

　　1) 大量吸菸的女性與吸菸史 ≥ 10 年的女性較從不吸菸女性受孕能力明顯下降。結果見表 2-1 和表 2-2。

表 2-1　主動吸菸對女性受孕能力的影響

| 每天吸菸量（支／天） | 懷孕數 | 月經週期數 | 受孕指數 |
|---|---|---|---|
| 0 | 1,626 | 9,709 | 1.00 |
| <1 | 153 | 826 | 1.07 |
| 1 ~ 4 | 49 | 313 | 0.94 |
| 5 ~ 9 | 87 | 675 | 0.80 |
| 10 ~ 19 | 132 | 1,026 | 0.81 |
| ≥ 20 | 20 | 160 | 0.76 |

　　注：受孕率＝懷孕次數 ÷ 月經週期數，受孕指數＝吸菸組受孕率 ÷ 不吸煙組受孕率，受孕指數大於 1 為受孕率提高，小於 1 為受孕率降低。

表 2-2　主動吸菸女性的吸菸年限與吸菸量對受孕能力的影響

| 吸菸年限（年） | 吸菸量（支／天） | 懷孕數 | 月經週期數 | 受孕指數 |
|---|---|---|---|---|
| 0 | 0 | 1,626 | 9,709 | 1.00 |
| <10 | 1 ~ 4 | 20 | 116 | 0.99 |
| | 5 ~ 9 | 35 | 251 | 0.85 |
| | ≥ 10 | 44 | 376 | 0.73 |
| ≥ 10 | 1 ~ 4 | 29 | 197 | 0.90 |
| | 5 ~ 9 | 52 | 424 | 0.76 |
| | ≥ 10 | 108 | 810 | 0.83 |

2）既往有吸菸史的女性，若吸菸史≥ 10 年，不論其已經戒菸了多久，其受孕能力均下降。結果見表 2-3。

3）在不吸菸的女性中，抽二手菸的女性生殖能力略有下降。結果見表 2-4 和表 2-5。

從這個研究結果來看，我們還是不建議女性主動或抽二手菸。考慮到菸草的煙霧中含有 4,000 多種已知的化學毒素，是多種疾病明確的致病因素，如有生育計畫的夫妻需謹慎看待。

表 2-3　有吸菸史但已經戒菸女性受孕能力的研究結果

| 戒斷時間（年） | 吸菸年限（支／天） | 懷孕數 | 月經週期數 | 受孕指數 |
|---|---|---|---|---|
| 0 | 0 | 1,626 | 9,709 | 1.00 |
| 1 | <10 | 53 | 256 | 0.86 |
| | ≥ 10 | 18 | 133 | 0.84 |
| ≥ 2 | <10 | 299 | 1,554 | 1.08 |
| | ≥ 10 | 32 | 259 | 0.75 |

表 2-4　女性抽二手菸時長對受孕能力的影響

| 成人期被動吸菸（小時／天） | 懷孕數 | 月經週期數 | 受孕指數 |
|---|---|---|---|
| 0 | 1,272 | 7,385 | 1.00 |
| < 1 | 354 | 2,325 | 0.90 |
| 1 ~ 2 | 275 | 1,798 | 0.90 |
| ≥ 3 | 79 | 526 | 0.89 |

表 2-5　女性抽二手菸發育階段與受孕能力的關係

| 被動吸菸年齡層 | 懷孕數 | 月經週期數 | 受孕指數 |
|---|---|---|---|
| 無 | 414 | 2,399 | 1.00 |
| 僅兒童期 | 217 | 1,217 | 1.04 |
| 僅青春期 | 43 | 278 | 0.96 |
| 僅成人期 | 23 | 444 | 0.91 |
| 兒童期和青春期 | 598 | 3,491 | 1.00 |
| 兒童期和成人期 | 20 | 192 | 0.68 |
| 青春期和成人期 | 38 | 256 | 0.91 |
| 所有時期 | 223 | 1,432 | 0.93 |

2.飲酒　眾所皆知，酗酒會導致不孕和胎兒畸形，但與飲酒的具體劑量的關係尚未研究清楚。酒精影響懷孕的機制可能是透過升高雌激素，減少卵泡刺激素（follicle stimulating hormone，FSH）分泌，繼而影響卵泡生成，影響排卵；也可能是直接影響卵泡成熟，繼而影響排卵、囊胚發育和胚胎的植入。酒精攝取量和進行不孕檢查之間存在劑量效應關係，酒精攝取量越高的女性，懷孕的成功率越低。對於接受輔助生殖技術治療的女性來說，夫妻雙方飲酒均會影響生育能力，女性在接受輔助生殖技術治療期間飲酒，獲卵數會減少 13%。

3.缺乏鍛鍊　缺乏鍛鍊，發生肥胖、心腦血管疾病、高血壓、糖尿病、骨質疏鬆等風險增加。有研究顯示，適量的運動可能會改善排卵障礙，繼而改善卵巢功能，提高懷孕的成功率。如果缺乏鍛鍊，體內脂肪堆積，將發生代謝異常和內分泌異常，會影響排卵和卵子品質。

## （二）飲食方面

營養均衡、攝取能量適當，有助於預防肥胖、心腦血管疾病、糖尿病、骨質疏鬆和某些腫瘤。懷孕早期的胚胎易受外界影響，健康均衡的飲食結構有利於胎兒的成長。

1. 咖啡因　咖啡因廣泛存在於咖啡、茶等軟性飲料和巧克力等食物中。咖啡因會延長懷孕的時間，這可能與咖啡因影響黃體功能、提高卵泡期雌激素水平有關。排除其他因素影響，咖啡因的攝取量高會減少懷孕機率，減少咖啡因攝入量的女性會比不限制攝取量的女性更易懷孕。同時，有研究顯示，大量的咖啡因攝取可能會增加自然流產、低出生體重兒和死產的風險。對於接受輔助生殖技術治療的女性來說，夫妻雙方攝取咖啡因對取卵、受精、胚胎移植和妊娠率均沒有影響，但會降低活產率。

2. 素食　長期素食，體內蛋白質和脂肪酸缺乏，將影響體內生殖激素合成，嚴重時可能會導致閉經。所以，飲食均衡很重要，要適當補充蛋白和油脂類食物，讓身體處於一個平衡的狀態。

3. 高糖高油飲食　長期高糖高油飲食，將引起肥胖、胰島素抗性、糖尿病、高血脂等代謝疾病。這將導致排卵異常、內分泌失調，進而影響懷孕，而且懷孕後自然流產或胚胎停育風險增加，孕產期併發症發生風險也增加。

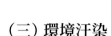

## （三）環境汙染

環境汙染和職業暴露對健康與生育能力的影響是顯而易見的，不同環境汙染物對生育能力的影響不同。

1. 放射線　大家最關心的可能是放射線，男性和女性的生殖系統對放射線均很敏感，生育能力是否受影響與放射線的劑量、持續時間和放射劑量率相關。一般來說，X 光片的輻射量較小，而 CT（Computed Tomography，即電腦斷層掃描）的輻射量較大。

2. 農藥和有機溶劑　接觸農藥和有機溶劑可能會導致男性弱精症，對於女性來說，則可能會增加自然流產的風險。新裝修的房屋，空氣中甲醛含量很高，甲醛也有一定的生殖毒性，並極易導致懷孕初期胎兒畸形，所以新裝修的房屋要通風數月後再生活或工作。一些汙染物和化學物質對於生育能力的影響，可能暫時缺乏足夠的證據，所以建議備孕中的夫妻還是盡量少接觸有可能有害的汙染物。

3. 空氣汙染　大家第一時間想到的是空氣汙染一定會影響到生育力，但是目前研究顯示空氣汙染並不會影響卵子和精子品質。

## （四）其他因素

1. 心理壓力　心理壓力主要來自工作或家庭，競爭壓力過度、經濟負擔過重或人際關係過於緊張等情況下，容易產生心

理壓力。它可能透過自主神經系統、內分泌和免疫系統等多種途徑來影響女性的生育能力。一項觀察性研究對 430 位女性在每個月經週期的第 21 天進行心理檢測，持續觀察 6 個週期。結果發現，心理壓力越大的女性，月經週期越長，懷孕的成功率越低。對於接受輔助生殖技術的女性來說，同樣表現為心理壓力的等級越高，試管嬰兒成功率越低。在試管嬰兒治療週期中接受專業心理諮商和支持的夫妻，心理壓力的評分會降低，並且妊娠率較對照組高，表明緊張焦慮的情緒會降低試管嬰兒的受精率和活產率。在試管嬰兒週期中，未孕的女性在取卵和胚胎移植時的腎上腺素濃度比成功受孕的女性高。

2. 性生活不潔或子宮腔手術的增加　由於很多人缺乏正確的避孕及生殖健康常識，導致人工流產等子宮腔手術機率較過去明顯增加，發生輸卵管堵塞、骨盆腔炎症、子宮內膜炎等的風險大大增加，容易造成不孕不育。所以，在進行性生活時要注意衛生，在沒有生育要求時，要注意做好避孕措施，確認要進行子宮腔相關手術時一定要去專業正規的醫療機構，由具有資質的技術人員完成操作。

3. 戶外日曬時間減少　現在年輕人工作壓力大，早出晚歸，工作多在室內，戶外日曬時間明顯減少。長期接觸不到陽光，缺乏紫外線的照射，人體合成的維生素 D 大大減少，絕大部分育齡期女性體內的維生素 D 水平都是低於正常範圍的。研究發現，

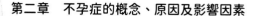

增加維生素 D 的攝取可以減少子宮內膜異位症和子宮肌瘤的發生、減輕原發性痛經並改善卵巢儲備功能。維生素 D 缺乏的不孕女性，臨床妊娠率明顯低於維生素 D 水平正常的女性。

改善生活方式，對於普通人群來說，可以直接保障生殖健康，而對於需要接受輔助生殖技術治療的人群來說，會間接地影響懷孕結果。大部分的生活方式影響因素是可以改善的，有生育要求的夫婦都應該努力改善自己的生活方式，透過專業醫師的整體化教育、支持和鼓勵來進行適當的生活方式調整，以求獲得最好的懷孕結果並減少不必要的花費和治療。

# 八、 多囊性卵巢症候群對女性生育力有什麼影響？

## （一）什麼是多囊性卵巢症候群？

多囊卵巢症候群（PCOS）是一種常見的婦科內分泌疾病，以持續無排卵或者少排卵、雄激素過多或者卵巢多囊狀改變為特徵，常伴有胰島素敏感度降低和肥胖。目前此患者的人數約占育齡女性的5%至10%，在月經失調和不孕患者中比例更高。

## （二）怎麼得上多囊卵巢症候群的？

PCOS 病因至今尚未明確，可能與遺傳基因和環境因素相關（圖 2-5）。

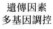
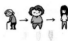
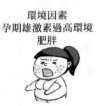

遺傳因素
多基因調控

多囊性卵巢
綜合徵

環境因素
孕期雄激素過高環境
肥胖

圖 2-5　多囊卵巢症候群的病因

## （三）多囊卵巢症候群怎麼診斷？什麼情況下需要警惕可能有多囊卵巢症候群？

目前，PCOS 普遍採用的診斷標準是 2003 年歐洲生殖和胚胎醫學會與美國生殖醫學會提出的《鹿特丹診斷標準》（*Rotterdam diagnostic criteria*），包括以下內容：

1. 較少排卵或者無排卵　排卵障礙最常表現為月經失調，即月經稀發，月經週期可達 35 天，最長可達 6 個月，也可表現為經血量過少、月經週期或者經血量無規律性。如果女性在備孕，測基礎體溫也沒有升高，經超音波監測排卵顯示，無優勢卵泡（dominant follicle）發育及排卵跡象。

2. 雄激素過多的臨床表現和（或）雄激素血症　多毛和痤瘡是雄激素過高最常見的表現，毛髮旺盛，而且常在一些比較特殊的部位，比如陰毛、下腹部、上唇或者乳暈周圍。痤瘡常與皮膚多油伴隨出現，因為雄激素過高會促進皮脂腺分泌旺盛。

另外在皮膚褶皺部位皮膚顏色加深，稱之為黑棘皮症。

　　肥胖是 PCOS 一個非常重要的表現，而且這種肥胖通常為腹型肥胖（腰圍／臀圍≧ 0.8），腿細肚子大是 PCOS 患者很典型的體型。但有些患者可能會說：「我為什麼這麼瘦還是被診斷出多囊？」其實，PCOS 有一種特殊的類型叫做苗條型（Lean PCOS），相關研究還不多，但是可以肯定的是，苗條型多囊比肥胖型多囊更便於改善。

　　3. 卵巢多囊狀改變　超音波提示一側或者雙側卵巢

2 ～ 9mm 的小卵泡≧ 12 個和（或）卵巢體積≧ 10ml（圖 2-6）。

　　以上 3 點只要符合任 2 點，同時排除其他原因導致的雄激素過高和排卵障礙的疾病，比如腎上腺增生、卵巢腫瘤、功能性下視丘閉經、高泌乳激素血症等，才可診斷。

## （四）多囊卵巢症候群有什麼危害？

　　PCOS 最常見的表現是月經失調，長期不來月經，子宮內膜長期不脫落可能會增加惡化的機率，因此 PCOS 患者相比非 PCOS 患者子宮內膜癌的發生率更高。

　　PCOS 還會影響代謝，降低胰島素的敏感性，所以 PCOS 患者患糖尿病、肥胖伴隨高血壓、高血脂、脂肪肝等各種內科疾病的風險增加。

　　由於排卵障礙，PCOS 患者可能出現不孕，或一旦懷孕，

孕期和週產期的各種風險，如妊娠期糖尿病、妊娠期高血壓疾病、早產和新生兒窒息等的發生率都明顯增加。

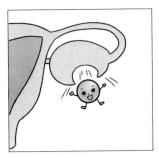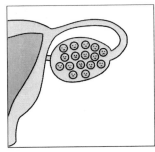

圖 2-6　正常卵巢（左）和多囊卵巢（右）

## （五）PCOS 怎麼治？可以治癒嗎？

　　PCOS 是不可治癒的，只能透過調整生活方式和藥物治療來改善。PCOS 患者應該控制飲食（禁糖、少油）、增加運動、減輕體重、縮小腰圍。一部分患者單純透過減重和運動就可以恢復排卵及正常月經，另一部分患者則需在減重和運動的基礎上，透過藥物干預。如果您有懷孕的意願，又很符合以上所說的各種症狀，那麼更應該系統性地診治，在孕前調整身體到最好狀態，減少孕期併發症的發生，讓您和寶寶都更加健康！

# 九、
# 子宮外孕對女性生育力有什麼影響？

受精卵在子宮體腔以外的部位著床，稱為異位妊娠，俗稱子宮外孕。其中90％～95％的異位妊娠發生在輸卵管，稱輸卵管妊娠，且又以壺腹部最常見（75％～80％）。

## （一）子宮外孕的原因有哪些？

導致子宮外孕的原因很多，大體分為以下幾類：

1. 輸卵管異常　慢性輸卵管炎可致管腔皺褶黏連，管腔部分堵塞；闌尾炎、骨盆腔結核、腹膜炎及子宮內膜異位症可致輸卵管周圍黏連，導致管腔狹窄或蠕動異常。輸卵管黏連分離術、再通術及傘部造口術等手術後的重新沾黏或手術部位瘢痕狹窄，均會延遲或阻止受精卵進入宮腔，從而著床在輸卵管而發生子宮外孕。此外輸卵管發育不良時，如輸卵管過長過細、肌層發育差或出現畸形時，均可造成子宮外孕。

2. 受精卵遊走　卵子在一側輸卵管受精，經過宮腔進入對側輸卵管後著床，或遊走於腹腔內被對側輸卵管拾撿，可能造成輸卵管妊娠。

3. 避孕失敗　使用宮內節育器或口服緊急避孕藥避孕失敗，發生輸卵管妊娠機率比較大。

4. 其他　如內分泌異常、精神緊張、吸菸也可能導致輸卵管妊娠。

## (二) 子宮外孕常見的症狀

1. 長時間不來月經　輸卵管壺腹部及峽部妊娠多有 6～8 週不來月經，間質部妊娠停經時間更長，但約 25％患者無明顯停經史。

2. 陰道出血　胚胎受損或死亡後，因人絨毛膜促性腺素（Human chorionic gonadotropin，HCG）下降，陰道會出現不規則出血，顏色一般暗紅，量少，不超過月經量。少數患者陰道流血量較多，類似月經，陰道流血可伴有蛻膜碎片排出。

3. 腹痛　95％以上輸卵管妊娠女性因為腹部疼痛來醫院就診。輸卵管妊娠未破裂時，增大的胚囊使輸卵管膨脹，導致輸卵管痙攣，出現下腹部一側隱痛或脹痛。輸卵管妊娠破裂時突然出現下腹部一側撕裂感劇痛，疼痛為持續性或陣發性；血液積聚在直腸，子宮陷凹而出現肛門墜脹感；出血多時會引起全腹疼痛。

4. 暈厥與休克　由於腹腔短時間內大量出血及劇烈腹痛，患者可能出現暈厥，嚴重時出現失血性休克。出血越多越快，症狀也越迅速越嚴重，但與陰道流血量不成正比。

## （三）如何治療子宮外孕？

子宮外孕極易破裂流產，由於懷孕的位置不在子宮內，極有可能大出血危及婦女的性命。對自身狀況一無所知的女性可能會突然出現臉色蒼白、血壓下降等緊急情況，甚至引起休克。面對這種危險情況，應立即撥打 119 急救電話，準確地說明患者所在的位置和情況，等待醫護人員的救治。對無內出血或僅有少量內出血、無休克、病情較輕的患者，也必須盡快診治，積極採用藥物治療或手術治療。

1. 藥物治療　治療異位妊娠的藥物以胺甲蝶呤（Methotrexate，MTX）為首選。MTX 可干擾 DNA 合成，使滋養細胞分裂受阻，胚胎發育停止而死亡。

2. 手術治療　可採用腹腔鏡或開腹方式行輸卵管切除術或保守手術。

## （四）子宮外孕之後還能不能再正常懷孕？

每個患者病情不同，能否再孕還要看具體情況而定，只能說子宮外孕治療得越及時，對輸卵管的傷害越小，患者再次正常懷孕的可能性就越大。如果一側輸卵管因治療需要被切除，但另一側輸卵管的功能正常，雖然成功的機率可能會相對降低，但是還有機會再懷孕。如果雙側輸卵管堵塞或者都被切除，那麼下一步可能需要透過試管嬰兒助孕了。

總之，在有生育要求之前，準媽媽們要充分做好孕前檢查，尤其是排查陰道炎、骨盆腔炎等婦科炎症。如果輸卵管有問題，要先治療再懷孕，以免發生意外情況。懷孕之後要盡早去醫院檢查，在醫生的監控和指導下待產，力保母子健康。

# 十、
## 什麼是卵巢早衰？

卵巢早衰是女性不孕的主要原因之一。說到卵巢早衰，大家並不陌生，一部分人會認為就是提前變老。隨著生活壓力的增加，卵巢早衰的發生率不斷上升，30 歲以下發生率為 0.1%，30 ～ 40 歲約為 1%，這一病症還有向低齡化發展的趨勢。女性出生時體內卵子的數量就是一定的，最終可用的卵子為 400 ～ 500 枚。男性生育力下降則沒有一個明確的年齡界限，40 歲以後男性精原幹細胞還在持續更新，還可以持續產生精子。卵巢不僅是一個生殖器官，也是一個內分泌器官，對於女性的生長發育和身心健康是必不可少的，因此，正確了解自己的卵巢功能對女性非常重要。

## （一）卵巢有什麼用？

卵巢在腦下垂體產生的卵泡刺激素和黃體成長激素（luteinizing hormone，LH）的作用下，發生卵泡的生長、成熟和排出，同時分泌雌激素和孕激素，作用於子宮內膜，使子宮內膜

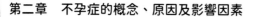

週期性脫落和生長，形成月經週期。正因為卵巢正常的工作，女性才有規律地排卵和規律的月經，才能順利地懷孕。

## （二）什麼是卵巢早衰？

卵巢早衰是指在 40 歲以前停經，同時伴隨 FSH 的升高和雌激素的下降。

## （三）為什麼會發生卵巢早衰？

腫瘤的放療或者化療、手術切除卵巢、染色體或者基因異常、自身免疫相關疾病、糖尿病及甲狀腺疾病等都可能造成卵巢早衰，大多數情況下原因不明。

## （四）卵巢早衰有什麼症狀嗎？

卵巢早衰又叫做提前停經，所以，患者會出現一些更年期症狀和月經失調。更年期症狀主要包括：熱潮紅、盜汗、心悸、注意力不集中、睡眠差、性慾降低、陰道乾澀及性交疼痛等。

## （五）如何診斷卵巢早衰？

卵巢早衰的患者由於沒有卵泡發育，沒有雌激素和孕激素的分泌，所以表現為停經或月經非常不規律。同時，腦下垂體必須產生更多的 FSH 才能使卵泡發育，故 FSH 值會上升，而雌激素處於低水平。透過上述症狀和體內性激素水平，基本可以明確診斷。

## （六）卵巢早衰等於停經嗎？

臺灣女性停經年齡一般在 50 歲左右，此時，卵巢裡已經沒有可利用卵泡了，而且這是不可逆的。而卵巢早衰患者年齡在 40 歲以下，其中極少女性的卵巢功能可間歇性恢復，甚至又開始來月經或者懷孕。所以，兩者不能畫上等號。

## （七）卵巢早衰對女性健康有什麼影響？

雌激素對於女性來說是一種保護性激素，雌激素過低可能造成女性提前衰老，體型發生變化，出現骨質疏鬆、骨折，心血管疾病、高血壓等慢性病發生率升高，同時情緒也可能出現較大起伏。

## （八）卵巢早衰可治嗎？

目前尚無較好的治療卵巢早衰的方法，許多專家建議使用激素替代治療以避免或減少上述不良影響。然而，許多人談激素色變，彷彿使用了激素就會變胖、增加罹癌風險。事實並非如此，如同甲狀腺功能減退患者體內缺乏甲狀腺素，需要透過口服尤特洛（Euthyrox）補充一樣，女性體內缺乏雌孕激素也需要透過外源性藥物來補充，以便身體正常的工作。定期進行身體檢查，在醫生的專業指導下規範安全的使用激素是利大於弊的。

## （九）如果出現卵巢早衰，還有懷孕的可能嗎？

卵巢早衰的女性不是每個月都排卵，甚至一直不排卵。

研究發現，大約 5％的患者透過治療可能恢復排卵並自然受孕，但是無法確定是哪一部分患者。對於沒有任何卵巢功能的患者來說，可能只能選擇捐卵試管嬰兒治療了，然而這僅限於已婚女性，而且這種機會非常少，可遇而不可求。

值得一提的是，幹細胞技術的發展為卵巢早衰的患者帶來了一絲希望。雖然目前這項技術仍在研究探索中，但它可能為卵巢早衰患者卵巢功能的恢復提供了新的治療方向。

## 十一、
## 為什麼輸卵管不暢通是引起不孕的重要原因？

據統計，女性不孕症中有 40％是由於輸卵管因素所造成的。那麼，為什麼輸卵管不通暢會成為不孕症的主要原因呢？這就需要先了解輸卵管的結構和功能。

輸卵管是女性內生殖器的組成部分，看上去像是一對細長而彎曲的管，內側與子宮相連通，外端接近卵巢，全長 8 ～ 15cm。根據形態和功能的不同，輸卵管又分為 4 個部分：輸卵管漏斗部、輸卵管壺腹部、輸卵管峽部和間質部（子宮部）。

知道了它的結構，大家就能明白，為什麼說輸卵管是孕育

新生命的「必經之路」了。精子在進入宮腔後，需要從輸卵管子宮這一側的開口，進入輸卵管中；卵子則是透過輸卵管在卵巢附近的像雨傘一樣的開口，透過輸卵管的「抓取」，進入輸卵管中。精子和卵子在輸卵管中會合，最終完成受精過程（圖 2-7）。而後，受精卵再透過輸卵管內纖毛的擺動以及輸卵管壁中的肌肉的蠕動作用，經過峽部和間質部，最終回到子宮腔內，找到合適的位置著床。

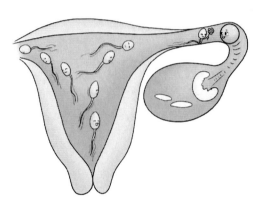

圖 2-7　精子和卵子在輸卵管相遇結合

因此，輸卵管就像精子和卵子的「鵲橋」，一旦中斷，就會極大程度地降低精卵結合的機率。如果輸卵管由於炎症、積水等原因存在通而不暢的情況，就相當於「鵲橋」的橋面太窄太難走，不但精子和卵子的相會變得困難，他們孕育出的受精卵回到宮腔的路途也會變得異常艱辛。這就是為什麼輸卵管對於成功孕育一個寶寶來說如此重要的原因。

# 十二、
# 女性患上骨盆腔炎真的會影響生育嗎？

## （一）骨盆腔炎的症狀有哪些？

女性骨盆腔炎包括急性骨盆腔炎和慢性骨盆腔炎，前者表現為發熱、腹痛、陰道分泌物異常等。而慢性骨盆腔炎症狀不明顯，可能表現為腰骶部痠痛、下腹部隱痛、月經不規律、不孕，或沒有症狀。

## （二）骨盆腔炎為什麼會引起不孕？

不孕是骨盆腔炎的一種表現形式，也就是說骨盆腔炎會影響生育。

慢性骨盆腔炎往往是急性骨盆腔炎治療不充分發生的一種遲遲不癒的狀態，盆腔組織在炎性細胞和炎症因子的作用下發生滲出、增生和沾黏，這將引起輸卵管黏連、堵塞、積水等。輸卵管作為精子和卵子相遇和受精的場所，如果出現故障，精卵就無法完成受精，從而導致不孕。同時慢性子宮內膜炎作為骨盆腔炎的一部分，炎症細胞干擾胚胎在子宮內膜的著床，也將降低懷孕機率或導致不孕。

在詢問病史時，我們常常問到患者朋友們是否做過骨盆腹腔手術、流產手術或刮宮術，是否有過結核病史或不潔性生活史等，因為這些因素都可能導致骨盆腔炎。如果有過這些手術

史或病史，首先就需要考慮輸卵管因素是否是導致女性不孕的主要因素，同時，也要排查子宮內膜炎。

## （三）如何治療骨盆腔炎引起的不孕？

慢性骨盆腔炎基本無法治癒，就如同慢性咽喉炎和慢性鼻炎一般。輸卵管是否受到骨盆腔炎的影響，我們一般透過輸卵管攝影來判斷。骨盆腔沾黏嚴重時，輸卵管往往表現為雙側阻塞、積水、顯影劑瀰散少而局限，有時甚至無法透過手術恢復輸卵管的正常解剖位置和形態，如患者有生育要求，只能透過試管嬰兒來解決。是否存在慢性子宮內膜炎，我們一般透過子宮鏡檢查、子宮內膜病理和免疫指標 CD38（II 型跨膜醣蛋白）和 CD138（多配體蛋白聚醣）的結果綜合判斷。在確診子宮內膜炎後，將聯合藥物、理療、針灸等進行綜合治療。

## 十三、
## 女性出現排卵障礙的原因有哪些？

排卵障礙是導致女性不孕症的主要原因之一，主要涉及兩個方面：一是由於卵泡發育成熟障礙；二是由於卵泡排卵的障礙。有多種原因可引起卵巢無法正常排卵，如 PCOS、高泌乳激素血症、卵巢早衰、卵巢囊腫剝除術後、生殖軸功能異常等，最常見的是前三種。

## （一）多囊卵巢症候群

　　PCOS 以雄激素過高血症、卵巢多囊狀改變、慢性無排卵或較少排卵為主要特徵。PCOS 患者卵巢的卵泡選擇障礙，LH 升高，FSH 正常或降低，而 LH 與 FSH 的分泌異常及缺乏月經週期中的高濃度 LH 會導致卵泡不發育和排卵障礙。

## （二）高泌乳激素血症

　　正常情況下泌乳激素呈晝夜節律性脈衝式釋放，對乳腺正常發育、泌乳和卵巢功能起重要調節作用。其分泌受諸多因素的影響，如身體創傷、超負荷體力勞動、乳頭刺激及吸吮等其他刺激情況；黃體素（Progesterone）、地塞米松（Dexamethasone）等藥物可使之分泌增加；此外腦下垂體腺瘤、甲狀腺功能減退、腎衰竭等也會引起泌乳激素分泌增加。升高的泌乳激素濃度會抑制腦下垂體促性腺激素的正常分泌，影響卵泡正常發育、排卵功能和胚胎著床，還會降低卵巢對促性腺激素的反應能力，減少雌、孕激素的合成而導致排卵障礙。

## （三）卵巢早衰

　　卵巢早衰現指 40 歲之前出現閉經且伴有低雌激素和高促性腺激素導致卵泡的發育異常。近年研究發現，卵巢早衰的發生率逐漸升高且呈低齡化的趨勢，社會心理因素與卵巢早衰、卵巢儲備功能的下降有密切關係。據流行病學調查統計，40 歲

前女性卵巢早衰的發生率為 1%～ 3%，而 30 歲前的發生率為
0.1%。

## （四）其他因素

此外，內分泌因素也影響排卵，常見的原因包括下視丘發
育不成熟，使下視丘 ── 腦下垂體 ── 卵巢軸調節紊亂，表
現為月經失調、閉經；腦下垂體腫瘤引起卵巢功能失調致不孕；
內分泌代謝方面的疾病，如甲狀腺功能亢進或低下、腎上腺皮
質功能亢進或低下、糖尿病等也可影響卵巢功能。

# 十四、
子宮內膜異位症會導致不孕嗎？

## （一）什麼是子宮內膜異位症？

具有生長功能的子宮內膜組織（腺體和間質）出現

在宮腔被黏膜覆蓋以外的部位時稱為子宮內膜異位症（en-
dometriosis，EMT），簡稱內異症（圖 2-8）。發生率占育齡婦女
的 10%～ 15%，占痛經婦女的 40%～ 60%。在不孕患者中，
30% 併發 EMT，而 EMT 患者中，不孕症的發生率為 40%～
60%。

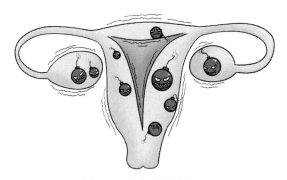

圖 2-8　子宮內膜異位症

## （二）子宮內膜異位症有什麼症狀？

以痛經、慢性盆腔痛和不孕為主要表現。

1. 痛經　痛經是最常見而突出的症狀，通常不是從月經初潮就開始痛經，而是從某一次月經開始疼痛，之後就經常痛經了。多在月經前 1 ～ 2 天開始，經期的第 1 ～ 2 天症狀加重，月經乾淨後疼痛逐漸緩解。隨著區域性病變的加重，疼痛會加劇。但是需要注意，疼痛的程度與病灶的大小不成正比。

2. 慢性盆腔痛　常常表現為性交痛、大便痛、腰骶部酸脹及盆腔臟器功能異常。

3. 不孕　異位的子宮內膜作為異物，會引起大量的巨噬細胞的聚集，這種巨噬細胞會干擾卵巢的分泌和排卵功能，導致多種卵巢功能異常，如黃體功能不全，孕激素不足以維持懷孕；未破裂卵泡黃體化綜合徵（luteinized unruptured follicle syn-

drome，LUFS），卵泡不破形成黃體化囊腫等。另外 EMT 會引起骨盆腔組織和器官廣泛黏連，輸卵管僵直，從而影響卵母細胞的拾撿和受精卵的輸送。

## （三）EMT 併發不孕的患者應該怎麼做？

1. 對於內異症併發不孕的女性，首先按照不孕的診療途徑進行全面的不孕症檢查，排除其他不孕因素。

2. 單純藥物治療對自然懷孕無效，不要盲目依靠藥物治療。

3. 腹腔鏡是首選的手術治療方式。手術需要評估內異症的嚴重程度及預後，並給予生育計畫指導。

4. 年輕的（＜ 35 歲）輕中度內異症患者，術後 6 個月可期待自然懷孕，並需要接受生育計畫指導；有高危險因素的女性（年齡在 35 歲以上、不孕年限超過 3 年，尤其是原發性不孕者；重度內異症、盆腔黏連、病灶切除不徹底者；輸卵管不通者），應積極行輔助生殖技術助孕。

5. 復發性內異症或卵巢儲備功能下降者，建議首選輔助生殖技術治療。

# 十五、
# 維生素 D 與不孕症也有關係嗎？

## （一）維生素 D 簡介

　　維生素 D 為親脂性類固醇衍生物，有抗佝僂病作用，又稱抗佝僂病維生素。早在 1824 年，就有人發現魚肝油在治療佝僂病中具有重要作用。1913 年，美國科學家麥柯勒姆（Elmer Mc-Collum）和戴維斯（Marguerite Davis）在魚肝油裡發現了一種物質，誤認為是「維生素 A」。1921 年麥柯勒姆破壞掉魚肝油中的「維生素 A」後再做同樣的實驗，結果未發生改變，說明抗佝僂病並非維生素 A 所為。於是，他將這類物質命名為「維生素 D」，即第四種維生素。1930 年哥廷根大學的溫道斯教授（Adolf Windaus）首先確定了維生素 D 的化學結構。但當時人們還不知道，這種維生素和其他維生素不同，因為只要有紫外線，人體自身就可以合成。維生素 D 缺乏會影響鈣的吸收，導致小兒佝僂病和成年人的軟骨病。隨著科學技術的發展，越來越多的研究發現，心臟病、肺病、癌症、糖尿病、高血壓、精神分裂症和多發性硬化等疾病的發生都與維生素 D 缺乏密切相關，那麼，「我需要補充維生素 D 嗎？」「它和生育能力有關聯性嗎？」相信這些問題的答案都是每一個備孕的準媽媽最想知道的。

## (二) 維生素 D 與生育力

動物實驗研究發現，補充維生素 D 可以改善實驗大鼠中的子宮內膜異位症，增加維生素 D 攝取量可降低子宮內膜異位的風險。此外，補充維生素 D 也可以減輕原發性痛經、減少子宮平滑肌瘤、提高女性的卵巢儲備功能。在過去幾年中研究發現，在進行體外受精 - 胚胎移植 (IVF-ET) 的不孕患者中，具有足夠的維生素 D 濃度（> 30ng/ml）的婦女有更好的妊娠結果，這主要是由於維生素 D 對子宮內膜的影響。一項隨機對照試驗發現，接受人工授精治療的 PCOS 患者中，攝取維生素 D 後患者子宮內膜厚度增加。此外，維生素 D 補充有助於改善 PCOS 女性的血脂情況。

為了研究維生素 D 濃度是否可以預測不孕女性 IVF-ET 後的胚胎植入成功率和臨床妊娠率，嘉比狄恩 (Kimberley Garbedian) 等人進行了前瞻性對照研究，對美國某生殖中心 173 名接受 IVF-ET 的患者測定取卵前一週維生素 D 濃度，將其分為維生素 D 充足（≥ 75nmol/L，約 30ng/ml）或缺乏（< 75nmol/L）兩組，比較兩組之間的人口統計學和 IVF 參數，主要觀察的結局是臨床妊娠（胚胎移植後 4 ～ 5 週，超音波見子宮內妊娠囊）。結果發現，在研究對象中，有 54.9%的研究對象維生素 D 缺乏；維生素 D 充足的女性的臨床妊娠率 (52.5%) 顯著高於維生素 D 缺乏的女性臨床妊娠率 (34.7%)。調整年齡、體重指數等因

素後，結果提示，血清維生素 D 濃度可能是臨床妊娠的預測因子，具有足夠濃度的維生素 D 的婦女在 IVF 後更有可能實現臨床妊娠。因此，維生素 D 補充可以成為提高妊娠率的一個簡便易行而且便宜的方法。建議備孕女性多曬曬太陽！

# 十六、
# 自然流產的原因有哪些？

自然流產是指在懷孕不足 28 週、胎兒體重不足 1,000g 時，由自然因素（非人工因素）引起的妊娠終止。發生在孕 12 週前者（孕週 < 12 週），稱為早期流產；而發生在 12 週或之後者（12 週≤孕週 < 28 週），稱為晚期流產。

自然流產的發生率約為 15%，其中 80% 為早期流產，自然流產對女性的身心造成嚴重傷害。流產的夫婦們在傷痛之餘，更想知道是什麼原因導致了這次流產。那麼，自然流產有哪些原因呢？

## （一）胚胎因素

染色體異常是早期流產最常見的病因，占 50%～ 60%。染色體異常包括數目異常和結構異常。13、18、21- 三體為常見的數目異常，其次為 X 單體。結構異常，如染色體平衡性易位、轉位、缺失及嵌合體也會引起自然流產。

## （二）母體因素

1. 母體患病　嚴重感染、高熱、嚴重貧血、慢性消耗性疾病、慢性肝腎疾病或高血壓全身性疾病，可導致流產。孕婦感染弓形蟲、風疹病毒、巨細胞病毒，會感染胎兒導致流產。

2. 生殖器官異常　子宮畸形、黏膜下子宮肌瘤、子宮腺肌瘤、子宮腔內沾黏等，均會影響胚胎著床發育導致流產。子宮頸機能不全會引發胎膜早破，發生晚期自然流產。

3. 生殖器官炎症　如陰道炎、宮頸炎、子宮內膜炎、骨盆腔炎性疾病等。

4. 內分泌異常　母體黃體功能不全、高泌乳激素血症、多囊卵巢症候群、甲狀腺功能減退、血糖控制不良等也可能引起流產。

5. 強烈刺激　孕期遭受嚴重的軀體刺激（如手術、直接撞擊腹部、性交過頻）或心理過度緊張、焦慮、恐懼、憂傷等，精神創傷、不良刺激也會導致流產。

6. 不良習慣　孕婦過量吸菸、酗酒、過量飲咖啡、吸食毒品海洛因等，均有可能導致流產。

7. 免疫功能異常　如抗磷脂抗體陽性、抗醣蛋白抗體陽性，臨床上僅表現為流產，甚至反覆流產；少數流產也發生於抗核抗體陽性、抗甲狀腺抗體陽性的孕婦。

## （三）父親因素

父親染色體異常或精蟲 DNA 碎片化程度較高也會導致流產。

## （四）環境因素

過多接觸放射線、鉛、甲醛、苯等化學物質，均會引起流產。

自然流產的原因廣泛，涉及遺傳、感染、生殖器官異常、內分泌、免疫等多方面因素，若您在備孕中或既往有自然流產史，有以上病因，應積極到醫院尋求醫生幫助，盡早改善病因，成功孕育健康寶寶。

# 十七、
# 多次人工流產會導致不孕不育嗎？

人工流產手術是避孕失敗的一項補救措施，也是終止非意願懷孕的主要手段。人工流產手術是一種創傷性手術，透過負壓治療配合刮宮術完成。手術器械的操作可能會造成子宮內膜的損傷，多次人工流產會為子宮內膜造成不可逆的損傷，如子宮壁變薄、子宮穿孔、術後出血感染、宮腔沾黏等併發症，部分患者還會因流產手術處理不當，如吸宮不全而需要再次進行刮宮手術，這些均會為女性的生殖能力等帶來嚴重影響，且損傷難以修復。據權威文獻報導，多次人工流產、刮宮所致的宮

腔沾黏發生率高達 25%～ 30%，已經成為月經量減少、閉經、
續發性不孕的主要原因。宮腔發生沾黏後，子宮內膜受到破
壞，無法在卵巢激素影響下發生週期性變化，出現閉經；沾黏
的宮腔阻斷了精子到輸卵管的通道以致無法形成受精卵，即使
形成了受精卵，沾黏的宮腔也使受精卵失去了著床和發育的場
所。目前針對重度宮腔沾黏尚無有效的治療方法恢復生育功能
和月經生理；子宮鏡宮腔沾黏分離術後再沾黏率高達 62.5%，
懷孕成功率僅為 22.5%～ 33.3%。

在正常情況下，子宮頸管的黏液隔絕陰道和子宮腔，使宮
腔保持無菌狀態。人工流產術可能會干擾陰道和子宮頸，操作
過程中一旦發生組織創傷，原來在宮頸管黏膜及陰道壁表面的
需氧菌中的條件致病菌迅速繁殖，形成缺氧狀態，厭氧菌隨之
增生，引起宮腔內感染及輸卵管炎，進而使單側或雙側輸卵管
管腔狹窄或阻塞，使得輸卵管不通，妨礙精子或卵子的運行，
造成不孕。即使在輸卵管通暢的情況下，也可能因與周圍沾
黏，引起輸卵管蠕動功能紊亂，無法將受精卵運輸至宮腔而引
起子宮外孕。

因此，有生育要求的女性應當盡量避免行人工流產術，及
時治療生殖道炎症，注意性生活衛生，為將來懷孕做好準備！

# 十八、
# 子宮內膜薄要怎麼改善？

　　子宮內膜是胚胎植入和發育的土壤，在懷孕過程中起到重要作用，不少女性在門診監測排卵時會問：「內膜要達到多厚才可以？」「為什麼我的內膜這麼薄？」「喝豆漿，吃黑豆能讓內膜長起來嗎？」

　　在正常情況下，隨著卵泡的發育，雌激素的升高，子宮內膜增厚。而一部分女性的子宮內膜始終很薄，在卵泡發育甚至是外用藥物的情況下均無法讓子宮內膜增厚。究竟子宮內膜多薄才算薄？有人說子宮內膜厚度達不到 5mm，有人說 6mm，大部分觀點傾向於低於 7mm，如果要說最適合懷孕的子宮內膜厚度，一般認為 8 ～ 12mm 比較合適。那麼，子宮內膜薄究竟是什麼原因造成的？原因主要包括：手術操作、放射性治療、感染、先天發育異常、原因不明等（圖 2-9）。

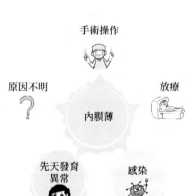

圖 2-9　子宮內膜薄的病因

內膜太薄的後果就是月經少了，顏色不正常了，懷孕也難了。目前針對薄型子宮內膜臨床上比較可靠的治療手段包括藥物治療和手術治療。藥物治療包括大劑量雌激素、藥物宮腔內灌注、維生素 E、西地那非（Sildenafil）陰道給藥和阿斯匹靈（Aspirin）等；手術治療主要指子宮鏡手術（圖 2-10）。

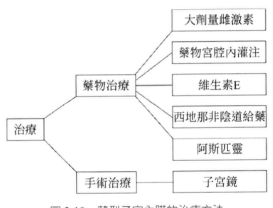

圖 2-10　薄型子宮內膜的治療方法

　　總之，薄型子宮內膜的診斷和治療一直是一個難題，但是不要絕望，因為即使是厚度小於 5mm 的內膜也有成功懷孕並分娩的案例報導。還有一些新的治療方法，比如說骨髓幹細胞移植，也許以後會應用於臨床。然而，以上所述的治療方法也並不是對每一個人都有效，食療比如整天喝豆漿也並未證實有明顯的作用。子宮鏡檢查是必需的，但現階段還缺乏有效的內膜功能檢測手段及評價指標。所以一旦發現子宮內膜薄，正確的方法不是去尋找各種偏方，而是針對不同的病因來積極解決問

題。另外，在平時的生活中，一定要保持良好的生活習慣，盡量避免不潔性生活，注意避孕，避免反覆多次流產，減少不必要的宮腔手術，減少和避免出現薄型子宮內膜的發生。

# 十九、
# 子宮畸形還能自然懷孕嗎？

## （一）正常子宮的發育和形態

女性子宮一般在胚胎第 8 ～ 16 週形成，經過副中腎管發育、融合、空腔化、縱隔吸收等複雜過程，任何階段發育受阻均可能導致子宮畸形。正常子宮呈前後略扁的倒梨形，長 7 ～ 8cm，寬 4 ～ 5cm，厚 2 ～ 3cm，子宮腔呈上寬下窄的倒三角形，容量約 5ml。

## （二）畸形子宮的分類和對懷孕的影響

畸形子宮除子宮形態異常外，常存在子宮內膜發育不良、血管分布異常，這可能影響胚胎著床，導致不孕；子宮、宮頸肌層薄弱，易併發子宮頸機能不全，導致流產、胎膜早破、早產等。由於子宮形成、發育過程複雜，故子宮畸形分為多種，如圖 2-11 所示，其對懷孕的影響不可一概而論，不同類別的子宮畸形對懷孕及懷孕結果可能造成不同程度的影響，處理措施也不盡相同。

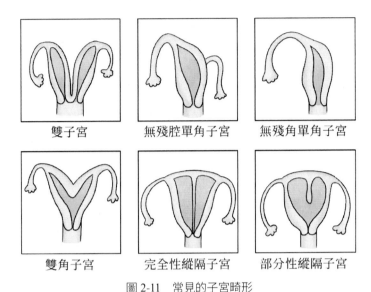

雙子宮　　　　無殘腔單角子宮　　　無殘角單角子宮

雙角子宮　　　完全性縱隔子宮　　　部分性縱隔子宮

圖 2-11　常見的子宮畸形

1. 先天性無子宮或子宮發育不全　此類患者通常缺少有功能的子宮內膜，不能懷孕。

2. 弓形子宮（鞍狀子宮）、雙子宮、雙角子宮　弓形子宮、雙子宮宮腔形態相對完整，通常不會影響懷孕。對於雙角子宮如果胚胎種植於子宮角，容易造成流產或子宮破裂。

3. 子宮縱隔　子宮畸形最常見的一種，子宮縱隔除影響宮腔形態外，其被覆的子宮內膜結構不同於正常內膜組織，從而影響胚胎著床，且易導致反覆流產、早產、胎膜早破等。

4. 單角子宮　單角子宮神經、血管分佈異常，子宮內膜血流供應不足、發育不良，可能影響胚胎著床；子宮肌層發育不

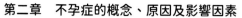

良、宮腔形態受限，懷孕後併發症機率較正常子宮增加，容易導致胎兒宮內生長受限、早產、分娩時子宮收縮乏力、子宮破裂等。

5. 殘角子宮　單角子宮常併發殘角子宮，殘角子宮如果內膜有功能，但宮腔與單角子宮不相通者，內膜剝落後的經血無法經陰道排出，可發生經血逆流，導致子宮內膜異位症，從而影響懷孕。

子宮畸形一定程度上會影響懷孕，但多數患者可自然懷孕。子宮畸形不是輔助生殖技術的應用適應症，對於子宮畸形合併不孕症的患者可採取輔助生殖技術助孕治療。助孕前需完善超音波、子宮鏡檢查，評估宮腔大小，根據病情考慮是否有必要進行子宮整形手術。

# 二十、
## 子宮位置影響懷孕嗎？

根據子宮體與身體縱軸的相對位置關係，可以將子宮的位置分為前傾、中位和後傾。最常見的子宮位置是輕度前傾，子宮前傾時，宮頸的位置靠後，仰臥時，陰道最低點為後穹隆，精液會積聚在陰道後穹隆的位置，宮頸口位置靠後有利於精子進入宮腔。

也有部分女性的子宮先天是後傾，後傾子宮的宮頸相對靠前，精子進入宮腔可能較前傾子宮會相對困難一些。但是在排卵期時，宮頸黏液的分泌達到高峰，且拉絲度可達 10cm，可以幫助精子游進宮頸和宮腔內。因此如果沒有併發其他婦科疾病，有正常的排卵、輸卵管通暢、子宮內膜正常，單純的後傾子宮並不會對受孕造成太大的影響，更不會導致不孕。

　　但有些患者的子宮後傾並不是先天的，而是因為某些疾病造成的，如子宮內膜異位症、骨盆腔炎性疾病等，會造成骨盆腔的嚴重沾黏，使子宮被牽拉造成位置的偏移。此時導致不孕的原因多是骨盆腔的炎症及沾黏，導致排卵障礙、輸卵管不通，以及子宮內膜炎導致子宮內膜的容受性下降，子宮位置偏移只是其中一種臨床表現，而不是導致不孕的根本原因。因此，單純的後傾子宮無須擔心會影響懷孕，但如果試孕超過一年以上仍未孕，需要到生殖中心就診，檢查是否有其他影響懷孕的因素。

　　還有一類子宮位置異常是子宮脫垂，是指子宮沿著陰道向下移位，並可根據脫出的程度分為Ⅰ度、Ⅱ度、Ⅲ度，但是子宮脫垂多見於多次分娩損傷、營養不良和過度體力勞動的婦女，先天性子宮脫垂很少見。子宮脫垂直接影響女性的生活品質，無論有無生育要求，都應積極治療。

# 二十一、
# 子宮肌瘤會影響懷孕嗎？

　　很多育齡女性會在體檢時發現子宮肌瘤，其中有很多人會因此如臨大敵、提心吊膽。很多女性急匆匆地拿著報告到醫院求助醫生：「醫生，我體檢時突然查出有子宮肌瘤，怎麼辦？一定要手術切除嗎？」其實，子宮肌瘤並沒有我們想像中那麼可怕，也不是所有子宮肌瘤都非切不可。人們對於子宮肌瘤的恐懼大多來自對它沒有很充分的認識，那麼就讓我們來詳細了解一下吧。

## （一）什麼是子宮肌瘤？

　　子宮肌瘤是由子宮肌層的平滑肌細胞增生形成的良性腫瘤（圖 2-12），是女性最常見的骨盆腔腫瘤，多發生於 30 ～ 50 歲婦女。有數據顯示，在 35 歲以上婦女中，每 4 ～ 5 人就有 1 人患有子宮肌瘤，只不過有些人症狀不明顯，沒有被診斷出來而已。大約在 80％手術切除的子宮標本病理檢查中可觀察到肌瘤。所以，發現自己子宮上長了肌瘤，是比較常見的現象，不用過度恐慌。

## （二）為什麼會長子宮肌瘤？

　　目前病因尚未明確，但一般認為與女性體內的雌激素濃度升高或者紊亂有關。雌激素和孕激素可促進肌瘤細胞分裂、刺

激肌瘤生長。除此之外，月經初潮過早、高血壓、肥胖、大量食用牛羊肉、飲酒等可能會增加子宮肌瘤的患病風險。

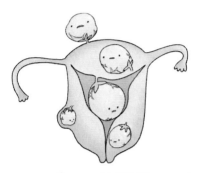

圖 2-12　子宮肌瘤

## （三）長了子宮肌瘤會有什麼症狀呢？

　　是否會有症狀以及出現什麼樣的症狀，主要取決於肌瘤的位置、大小和數目。大多數肌瘤較小且多無明顯症狀，僅在體檢時偶然發現。最常見的症狀表現為月經的變化。患子宮肌瘤的女性中，大約有 1/4 會因為肌瘤而影響子宮收縮、子宮內膜面積增大，月經量增多或者經期延長，同時可能伴有痛經。若子宮肌瘤過大，還可能壓迫膀胱或直腸，出現頻尿、尿急、排尿困難、排便困難、腹痛等不適。

## （四）子宮肌瘤會影響懷孕嗎？對做試管嬰兒有沒有影響？

　　據統計，只有 1%～ 2%的不孕病例是由子宮肌瘤導致的，具體機制可能是黏膜下肌瘤阻礙受精卵著床，導致不孕或自然

流產。在接受試管嬰兒治療的患者中，子宮肌瘤同樣常見。有研究結果表明，2個或更多的子宮肌瘤會明顯影響試管嬰兒的成功率。直徑超過3cm的黏膜下子宮肌瘤，會顯著干擾著床。但在臨床中，實際情況會因人而異，是否會影響懷孕，不能單純地透過子宮肌瘤的數量和大小來判斷。

## （五）想要懷孕，又得了子宮肌瘤，怎麼辦？

這個問題要根據患者的症狀，子宮肌瘤的位置、大小以及是否影響到懷孕來判斷。對於有懷孕需求的女性朋友來說，如果查出患有子宮肌瘤，但沒有症狀，最好不要推遲懷孕。因為隨著年齡的增長，生育力也會下降；如果已有懷孕計畫，不建議做預防性肌瘤切除術。如果子宮肌瘤為漿膜下肌瘤或者肌壁間肌瘤，且直徑在5cm以下，沒有症狀的情況下，一般不需要特殊治療，只需定期檢查。如果是黏膜下肌瘤，影響到了子宮內膜從而影響到懷孕的情況，應切除該子宮肌瘤，以提高胚胎植入成功率及臨床妊娠率。

# 二十二、
# 男性年齡對後代健康有什麼影響？

母親年齡對後代健康的影響已經有大量研究，流行病學研究顯示，母親年齡對後代健康的各方面都有潛在的影響，並且

作為週產期結局的重要預測因子。父親年齡對後代健康的影響很少被提及。傳統的生物學角度認為，父親在生殖過程中貢獻精子，不受年齡的影響。這一觀點被克勞（James Crow）修正，他指出生殖細胞突變隨年齡呈非線性成長，這種非線性成長也許可以說明處於什麼年齡階段為生殖意義上的男性高齡。目前，對男性生育高齡仍沒有統一的標準，大多數研究認為男性40歲以上為生育高齡，但是從35歲開始，有不可忽略的生育風險。

男性年齡與胎兒存活率：隨著男性年齡的增加，女方自然流產率明顯上升。最近的一項研究對100萬新生兒進行分析，校正母親年齡之後，父親年齡＞40歲的後代死產風險顯著增高。父親年齡40歲和50歲的後代死產風險分別是32歲時的1.23倍和1.36倍。

男性高齡與後代患病率：父親高齡，後代發生一般出生缺陷（如先天性唇顎裂，先天性髖關節脫位，心室和心房中隔缺損和動脈導管未閉等）的比例有一定升高，且更容易患罕見症候群，如軟骨發育不良、成骨不全、馬凡氏症候群等，其中一些疾病是由於某些基因突變導致的，而這些基因突變與父親高齡有顯著的關係。此外，高齡男性精子的表觀遺傳相關基因可能發生改變，可能使子代患精神分裂症、自閉症；甚至兒童惡性腫瘤等疾病發生率增高。

綜上所述，高齡男性與高齡女性一樣，隨年齡增加，後代健康風險也增加。

# 二十三、
# 吸菸對精子有害嗎？

吸菸作為一項不健康的生活習慣，不僅可誘發肺癌、導致心血管疾病，還可導致人類生育能力降低。香菸中含有尼古丁、一氧化碳、鎘等有害物質，不僅可影響男性睪丸生殖細胞，抑制性激素分泌和殺傷精子，而且極易對睪丸正常的生精過程造成干擾，導致精液品質的下降，進而造成精子致孕力降低（圖 2-13）。

對精子而言，DNA 的完整性不僅保證了遺傳訊息的完整性，同時也對精子細胞的結構和形態有著重要的影響。研究顯示，菸草濃度聚合物及其代謝產物中富含誘發基因突變和致癌物質，一方面造成精子 DNA 合成受阻或產生突變，另一方面還可引發 DNA 雙鏈斷裂和透過再修復損傷等機制，導致精子細胞 DNA 的損傷。

大量研究已經證實，吸菸可引起男性精液品質下降，且隨著吸菸時間的延長及日吸菸量的增加，精液品質下降更為顯著。所以勸告廣大吸菸男士，為了您和家人健康，更為了自己的後代健康，請扔掉手裡的香菸。

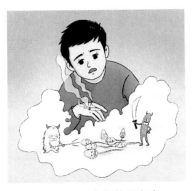

圖 2-13　吸菸對精子有害

# 二十四、
## 聽說腮腺炎會影響生育力，是真的嗎？

　　ㄅ一聽，腮腺炎和生育力好像風馬牛不相及啊？這兩者之間真的會有關係嗎？答案是肯定的，說到兩者的連繫，就要先說一說腮腺炎的罪魁禍首──腮腺炎病毒。

　　腮腺炎分為細菌性腮腺炎和病毒性腮腺炎。其中，病毒性腮腺炎也稱為流行性腮腺炎，就是由腮腺炎病毒引起的，人類是其唯一自然宿主。其特徵為腮腺的非化膿性腫脹，並可侵犯各種腺組織或神經系統及肝、腎、心、關節等幾乎所有器官，常可引起腦膜腦炎、睪丸炎、卵巢炎、胰腺炎等併發症。具體過程是：病毒先是感染了上呼吸道黏膜並在其上皮內進行複製，

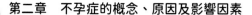
然後,複製好的病毒被釋放入血液中,形成病毒血症,定位於腮腺小管內皮,引發了腮腺炎。最後,病毒繼續複製增生入血形成第二次病毒血症,感染睪丸等其他器官。

所以,腮腺炎是可以誘發腮腺炎性睪丸炎的,在青春期及成年男性中十分常見。雖然腮腺炎性睪丸炎具有自限性,但其對睪丸組織的破壞是不可逆的。患者早期會出現睪丸疼痛、腫脹、陰囊皮膚發紅、皮膚溫度升高,急性期過後有30%～50%的患者出現睪丸萎縮。這其中,約13%的患者表現出生育能力下降,30%～87%雙側腮腺炎性睪丸炎患者表現為男性不育,在一定程度上降低了男性的生殖功能,嚴重時將導致無精症。

所以,腮腺炎性睪丸炎與男性生殖功能密切相關。但是,目前並沒有針對性的有效保護生育力的方法。有很多患者在急性期經過積極治療後,仍然會出現生精功能障礙。所以,早期發現、早期干預是十分必要的。對於幼年兒童一旦確診感染腮腺炎病毒,應隨時監測睪丸狀況、體積變化,在睪丸發生病變的初期及時給予相應的對症處理。

# 二十五、
# 男性無精子症是怎麼回事？

## (一) 小蝌蚪的生成

精子是由睪丸細精管內精原細胞生成的。正常睪丸生成精子依賴於睪酮，黃體生成素 (LH) 促進睪丸間質組織中的間質細胞生成睪酮，卵泡刺激素 (FSH) 促進睪丸間質細胞生成 LH 受體，增強 LH 的作用。精子的生成需要 70 天，睪丸內的精子幾乎沒有活動性，不具備受精能力。睪丸內精子經附睪達到射精管內，透過附睪時，精子進一步成熟和發育，並獲得運動能力。精子從睪丸到達射精管內需要 12 ～ 21 天的時間。

## (二) 無精子症的定義

對於 3 次或 3 次以上精液離心（世界衛生組織推薦轉速 3,000r/min，離心 15 分鐘）後鏡檢未發現精子，同時排除不射精和逆行射精等，即診斷為無精子症。

## (三) 無精子症的原因

造成無精子症的原因主要為缺乏促性腺激素的刺激作用、生精功能障礙或生殖道阻塞。在進行病因分析時，除詢問病史、體格檢查、精液分析以及性激素檢測外，應將生殖系統超音波及染色體檢測列為常規檢測專案。

　　1. 先天性因素　無睪症；睪丸下降不良（隱睪症）；基因異常〔染色體核型異常包括克林裴特症候群（先天性細精管發育不全症候群）、男性 XX 症候群、Y 染色體微缺失、其他基因突變等〕；生殖細胞發育不良（唯史托利細胞症候群等）；內分泌異常〔高胰島素低血糖症、卡門氏症候群（特發性低促性腺激素性性腺功能減退，伴有嗅覺缺失或減退）〕；輸精管道發育異常。

　　2. 獲得性因素　創傷；睪丸扭轉；生殖道感染（附睪炎、睪丸炎、附睪結核、生殖道阻塞等）；睪丸腫瘤；外源性因素（藥物、毒素、放射線、熱損傷等）；慢性系統性疾病（肝硬化、腎衰竭等）；精索靜脈曲張；醫源性損傷（輸精管結紮術後，其他引起睪丸血供損傷或生殖管道阻塞的外科手術等）。

　　3. 特發性因素　即原因不明。

## （四）無精子症的分類

　　從無精子症的精確診斷與治療選擇角度，將無精子症分為以下三類：

　　1. 阻塞性無精子症（obstructive azoospermia，OA）臨床表現為睪丸有正常生精功能，但由於雙側輸精管道阻塞，導致精液或射精後的尿液中未見精子或生精細胞（圖 2-14）。

　　睪丸體積和血清 FSH 濃度基本正常。生殖系統超音波檢查可發現阻塞徵象。重點要確認阻塞部位、程度、範圍，阻塞時

間，以及阻塞原因等，從而選擇合適的治療方式。

2. 非阻塞性無精子症（non-obstructive azoospermia，NOA）包括各種原因所致的生精功能改變或生精功能衰竭。臨床診斷時生殖系統超音波檢查沒有發現明顯阻塞徵象，患者睪丸體積往往較小（＜ 10ml），血清 FSH 濃度根據不同情況可表現為減低、正常或升高（可高於正常上限 2 倍以上）。這類患者的睪丸不能產生精子或只產生極少量精子，導致精液中無法找到精子。通常由先天或後天因素導致。

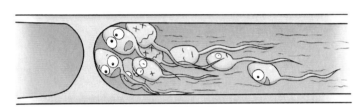

圖 2-14　阻塞性無精子症

3. 混合型無精子症　對於具有一側或雙側睪丸容積較小、質地軟，血清 FSH 濃度升高，以及存在其他生精功能障礙的表現，同時又存在阻塞性因素的患者，無法根據一般檢測區分 OA 或是 NOA。這部分患者可能同時存在睪丸生精功能障礙以及部分輸精管道阻塞，分型為混合型無精子症。

# 二十六、
# 男性患者 FSH 增高的原因有哪些？

在男性中，LH 刺激睪丸間質細胞 (Leydig cell，又稱萊迪希細胞) 產生睪酮。FSH 刺激睪丸生長，並透過支持細胞 (Sertoli cell，又稱塞特利氏細胞) 增強雄激素結合蛋白的產生。雄激素結合蛋白可以在精子附近引起高濃度的睪酮，這是正常精子發育過程中的一個重要影響因素。因此，精子的成熟需要 FSH 和 LH。

臨床治療中，在檢查男性患者的激素時，最常見的一種異常情況是男性高 FSH 的表現。這類患者往往伴有精液檢查的異常。那麼，引起 FSH 增高的主要原因有哪些呢？高 FSH 的原因可以是先天性或後天性的，簡單地總結如下。

## (一) 先天性原因

FSH 升高主要由於基因突變、染色體異常、隱睪、睪丸支持細胞特異性缺乏等因素引起的。可透過染色體檢查、體檢、男科超音波、睪丸穿刺等手段，查明原因。

## (二) 後天性原因

有的男性有過小孩，甚至幾年前精液檢查是正常的，但在近期的多次檢查中出現精液異常的情況，導致這種情況的後天性因素有：

1. 感染　最常見的是腮腺炎睪丸炎。男性患腮腺炎睪丸炎時細精管往往受到嚴重的影響，經常導致不育，雙側睪丸受到的影響尤其深。萊迪希細胞也可能被損傷，導致具有高 FSH 和高 LH 且睪酮產生減少。

2. 輻射　主要損害細精管或卵巢。損傷程度與輻射暴露的濃度成正比。

3. 抗腫瘤藥　環磷醯胺（Cyclophosphamide）、苯丁酸氮芥（Chlorambucil）、順鉑（Cisplatin）或卡鉑（Carboplatin）會透過破壞細精管減少精子數量。

4. 化學品　二溴氯丙烷等化學品可降低精子發生。

5. 糖皮質素　可透過抑制腦下垂體和睪丸導致性腺功能減退。

6. 酮康唑（Ketoconazole）一種抑制睪酮生物合成的抗真菌藥物。

7. 蘇拉明（Suramin）一種可以阻斷萊迪希細胞睪酮合成的抗寄生蟲藥物。

8. 創傷　嚴重創傷可以損傷細精管和萊迪希細胞。

9. 睪丸扭轉　扭轉超過 8 小時可能導致精子計數低。即使扭轉僅涉及 1 只睪丸，兩隻睪丸也可能被損壞，其機制未知。

10. 慢性系統性疾病　肝硬化、慢性腎功能衰竭和後天免疫缺乏症候群（AIDS，一般稱為愛滋病）可能導致原發性和續發性性腺功能減退。

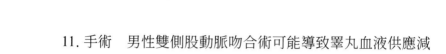

11. 手術　男性雙側股動脈吻合術可能導致睪丸血液供應減少，主要影響細精管。

12. 特發性　許多男性和女性的原發性性腺功能減退症患有特發性疾病，其原因尚未被發現，可能是自身免疫原因。

13. 性腺腺瘤　最常見的是腦下垂體巨腺瘤。通常不引起可識別的臨床內分泌症候群，表現為視神經損傷、頭痛和由於巨腺瘤壓迫非腺瘤性腦下垂體細胞而引起的腦下垂體激素缺乏。性腺腺瘤自身可以過度分泌 FSH 和 LH。

以上因素都會導致男性生育能力的改變，先天性因素可以在醫師的建議下進行檢查，加以明確；後天性因素需要防患於未然，如若發生，需要諮商生殖科醫師進行治療。

# 二十七、
# 維生素 D 與男性生殖有關嗎？

維生素 D 是一種多功能的訊號分子，除了影響骨骼、鈣和磷的代謝外，男性生殖系統也是維生素 D 的多個標的器官之一。下面我們來討論維生素 D 的代謝對男性生殖能力、精子生成、性激素生成和睪丸生殖細胞癌的影響。

## （一）維生素 D 與男性生殖器官

成為維生素 D 的標的器官的先決條件之一是表達維生素 D 受體（Vitamin D receptor，VDR）。標的細胞對維生素 D 的反應性不僅取決於維生素 D 濃度，還和細胞內含有的維生素 D 代謝相關的酶有關。男性生殖器官很多細胞均表達促使維生素 D 新陳代謝的 VDR 和酶。

在生殖能力正常與低生育力的男性中，VDR 和酶的表現濃度明顯不同，涉及精子數量、濃度、活力和形態等各方面。精子品質差的男性，其血清 25-OH-VD 濃度低於正常男性，生殖器官相關酶的表現也明顯減少。

## （二）維生素 D 與生殖激素

睪酮，即雄激素，由睪丸間質細胞生成，主要作用是促進男性第一性徵和第二性徵形成，睪丸中睪酮的濃度比血清中要高 100 倍。在維生素 D 抵抗與不抵抗的青春期和青年男性中，血清睪酮和 LH 濃度沒有明顯差異。但是，對於 > 60 歲的老年男性，血清維生素 D 濃度與睪酮濃度有正相關性，並且血清睪酮濃度的季節性波動與維生素 D 的季節性波動相一致。維生素 D 對於青年男性和老年男性的影響存在差異，也許和性激素結合蛋白的濃度不同有關。

睪酮是合成雌激素的原料，它轉化為雌二醇需要酶的作

用，而這種酶的表現受 25-OH-VD 的調控。科學家們將小鼠的 VDR 敲除後，結果發現雌激素的合成明顯受到影響。

## (三) 維生素 D 與男性生殖能力

有 10％～ 15％的夫妻受到不孕不育的困擾，其中約有一半是由男方因素導致的。在小鼠中，維生素 D 缺乏的雄性小鼠精子受精能力差。鈣離子濃度正常時，維生素 D 缺乏的雄性小鼠，與維生素 D 充足的雄性小鼠相比，受孕率低 43％。

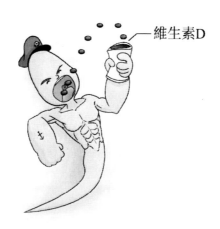

維生素D

圖 2-15　補充維生素 D 對精子有益

維生素 D 缺乏的雄性動物的生育能力低，與精子的活力受損或精子形態異常有關。還是用小鼠來做實驗，把小鼠的 VDR 基因敲除後，由於無法表達 VDR，小鼠精子的數量和活力顯著降低。

維生素 D 缺乏（< 25nmol/L）和不足（< 50nmol/L）的男性的精子活力明顯低於維生素 D 充足的男性。在人類精子的頸部，VDR 可以迅速地提高細胞內的鈣離子濃度，從而提高精子活力，並且可以改善精卵結合（圖 2-15）。流行病學的數據同樣支持維生素 D 與生殖能力之間的關係，北半球的北方國家，妊娠率有季節性波動，夏季是懷孕的高峰，這和血清維生素 D 濃度的季節性波動相一致。

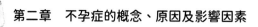

# 第三章
# 不孕症的治療

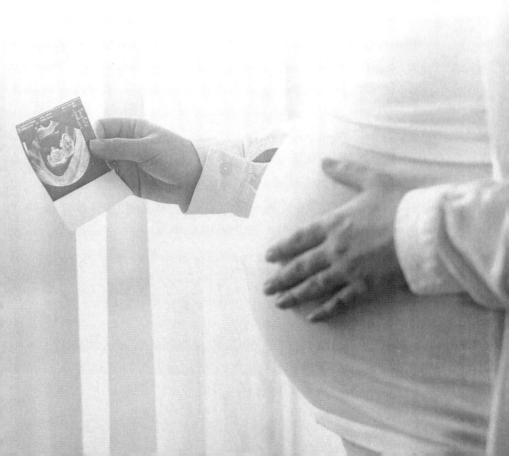

# 一、

# 得了多囊卵巢症候群怎麼辦？

　　由於不同年齡的 PCOS 患者有著不同的治療需求，臨床通常會根據患者的主訴、需求及代謝變化採取規範化和個體化的對症治療，並積極預防遠期風險。一般來說，在控制體重和調整生活方式的基礎上，改善胰島素抗性，糾正雄激素過多症和血脂異常等代謝異常，正確有效地調整月經週期，規範化處理子宮內膜增生，是對 PCOS 行對症治療，預防其遠期併發症的關鍵策略。然而，許多女性對藥物治療，尤其是激素治療可謂是談虎色變，提出的問題是：不吃藥僅僅控制飲食和加強運動可以治療 PCOS 嗎？

　　不管哪種治療方式，調整生活方式，控制飲食，加強運動都是最基礎的，是 PCOS 的一線治療方法，對於過重和肥胖的 PCOS 患者更是如此。雄激素過多導致腹部脂肪沉積，從而加劇胰島素抗性，而過多的胰島素分泌又進一步增加卵巢雄激素分泌，形成了 PCOS 病理生理的惡性循環。因此，透過低熱量飲食和耗能鍛鍊，可能會控制這種惡性循環，改善 PCOS 的代謝併發症，改變或減輕月經紊亂、多毛、痤瘡等症狀會有利於不孕症的治療。此外，減輕體重至正常範圍可以改善胰島素抗性，阻止 PCOS 長期發展的不良後果，如糖尿病、高血壓、高血脂和心血管疾病等代謝症候群。

既然調整生活方式，控制飲食，加強運動這麼有效，那麼 PCOS 患者是不是就不需要吃藥了？當然不是，調整生活方式所需時間長，許多 PCOS 症狀又對女性身心造成了很大的影響，這時就需要藥物治療甚至是手術治療。例如，PCOS 患者多有月經稀發或閉經，可以透過口服短效避孕藥來調整月經週期並預防子宮內膜病變。一些雄激素過多症的表現如多毛、痤瘡等症狀會造成患者巨大的心理負擔，可以採用短效口服避孕藥降低雄激素濃度。二甲雙胍（Metformin）等胰島素增敏劑，可改善患者糖耐量，同時降低較高的雄激素濃度。而對於不孕的患者，則可以透過輔助生殖技術來實現生育的願望。

　　總之，正常作息、控制飲食和有氧運動為主的生活方式的調整是所有治療的基礎（圖 3-1），同時加上一些有效且有針對性的藥物治療，也是對症治療及預防遠期併發症必不可少的手段。

# 二、
# 生活方式的改變
# 為什麼對多囊卵巢症候群患者那麼重要？

　　月經失調、多毛、痤瘡、不孕和肥胖是 PCOS 比較典型的表現。PCOS 除影響女性生育外，將來也會嚴重影響到患者的身體健康，使她們發生胰島素抗性、第 2 型糖尿病、血脂異常及動脈粥狀硬化的風險性更高。

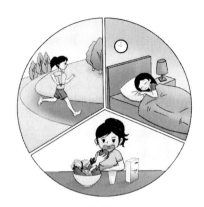

圖 3-1　健康的生活方式

## （一）肥胖

　　PCOS 患者比正常人更容易發生體型的改變，而過重或肥胖的 PCOS 患者比體重正常的 PCOS 患者更容易出現代謝異常和不孕問題。同時，肥胖也將掩蓋 PCOS 的表現和診斷。外形肥胖的患者，往往也伴隨內臟脂肪組織堆積，可以透過 BMI、腰圍、三酸甘油脂標準等評估肥胖程度。月經失調的 PCOS 患者比月經規律的 PCOS 患者有更大的可能性出現內臟脂肪堆積。

　　PCOS 患者發生肥胖的原因與胰島素抗性和雄激素過多症相關；暴露於過高雄激素，內臟脂肪組織似乎更容易發生肥大增生。

　　目前已知，減重，即使只減了體重的 5%，對過重或肥胖的 PCOS 患者的症狀也會有很大的改善。使用二甲雙胍對減少內臟脂肪堆積有一定效果。

## (二) 胰島素抗性

1980 年就有學者發現 PCOS 與胰島素抗性 (Insulin resistance，IR) 有關，PCOS 患者發生胰島素抗性的機率為 44%～85%。胰島素抗性的診斷成本較高，要喝糖水、抽 3 次血，所以也有人使用 HOMA-IR [空腹血葡萄糖指數 (mmol/L) × 空腹胰島素數值 (mIU/L) /22.5] 這個指標來代替。計算 HOMA 指數可初步篩查胰島素抗性程度。

胰島素抗性和高胰島素血症是 PCOS 患者症狀加重和出現代謝性併發症的基礎。女性偏瘦或肥胖都可能具有某種形式的胰島素異常。而胰島素抗性的發病機制尚未完全明確，可能與胎兒時期的雄激素暴露、胎兒宮內生長受限、體內炎症因子等相關。

代謝症候群，顧名思義即蛋白質、糖、脂肪代謝異常的一系列表現。PCOS 患者發生代謝症候群風險大大增加 (34%～46%)，表現為胰島素抗性、腹部肥胖、血脂異常、高血糖、高血壓、骨質疏鬆和維生素 D 缺乏等，發展為第 2 型糖尿病、心血管疾病、非酒精性脂肪肝的風險大大增加 (圖 3-2)。

## (三) 健康生活方式的重要性

PCOS 無法治癒，生活方式的管理是超重和肥胖 PCOS 女性的主要治療方法，即使輕度減肥，只減輕 5%～ 10%，無須醫療干預，也能改善與 PCOS 相關的許多症狀。實現可持續減

肥的最佳方法是減少能量攝取，並透過有氧運動達到負能量平
衡。然而，生活方式的改變通常無法引起患者重視。

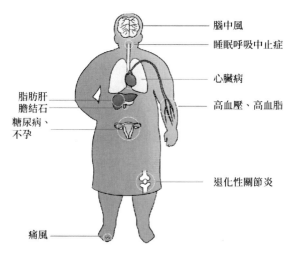

圖 3-2　糖脂代謝異常的危害

　　減肥手術對於超重或肥胖 PCOS 女性減重有所幫助，但可
能引起其他內分泌或代謝異常。所以，最佳的手段仍然是低糖
低脂飲食和有氧運動。

　　在門診就診過程中，我們會針對 PCOS 患者進行一些特
殊的問診和檢查，包括詢問身高體重、糖尿病家族史，檢查胰
島素釋放曲線或空腹血糖或糖化血紅素，生化肝腎功能，維生
素 D 及月經生育史等。當這些檢查有問題時，會強調禁糖、少
油、堅持有氧運動的重要性。生活方式的改變及藥物的治療，
都是為了讓患者盡快恢復到正常的內分泌及代謝狀態，這不但

有助於改善排卵，利於生育，而且能減少發生各種遠期併發症的風險。

最後，再次強調改變生活方式的重要性，選擇了健康的生活方式，就相當於擁有了一個健康的身體！

# 三、
## 現在治療輸卵管堵塞有哪些好辦法？

輸卵管是卵子與精子結合場所及運送受精卵的通道。顯而易見，若輸卵管堵塞，會引起女性不孕。目前，輸卵管堵塞是引起女性不孕的常見原因。治療輸卵管堵塞什麼辦法好？是手術？試管嬰兒？還是中藥治療或微波治療？

## （一）手術治療

手術治療是疏通輸卵管堵塞比較確切的方法。輸卵管由內向外分為間質部、峽部、壺腹部及傘部，阻塞的部位不同，實施的手術方法也不同。輸卵管間質部阻塞，可行腹腔鏡下或 X 光下、超音波監測下疏通，或行輸卵管宮角移植術，此類手術成功率低，目前應用較少；輸卵管峽部及壺腹部阻塞的原因除炎症引起外，也見於輸卵管結紮術後，可以行輸卵管阻塞部切除術＋端對端吻合術；輸卵管傘部阻塞可行輸卵管造口術及輸卵管傘部成形術。手術可以經腹或經腹腔鏡或經子宮鏡等進行。

目前，子宮腹腔鏡聯合手術可作為診斷輸卵管性不孕的主要標準和治療此種疾病最常用方法，與其他手術相比，具有明顯的優勢。子宮腹腔鏡聯合手術是在子宮鏡下直視輸卵管開口，將導絲直接插入輸卵管開口，從而疏通輸卵管近端阻塞；腹腔鏡下對輸卵管傘端阻塞或積水行輸卵管造口術、輸卵管傘端成形術，也可行輸卵管周圍沾黏鬆解術以恢復輸卵管正常結構及空間結構，同時直視下對子宮鏡進行監測增加子宮鏡手術的安全性。該技術既可以對輸卵管阻塞的部位及程度有明確的診斷，又可以進行治療。子宮腹腔鏡手術的具體方式要根據輸卵管阻塞程度及後續治療方案而定，如果輸卵管嚴重積水，陰道排液嚴重，擬行試管嬰兒治療者，不建議行輸卵管造口，必要時需行結紮或切除術。

即使輸卵管疏通手術方式多樣，但如果輸卵管破壞嚴重、範圍較廣，手術成功率也極低，而且即使手術後輸卵管通暢，亦不等於輸卵管功能完全恢復，加之手術後又可重新沾黏，因而術後妊娠率平均僅為 15% ～ 20%。

## (二) 中藥治療及微波治療

中藥治療及微波治療也是現今大家知道的治療輸卵管阻塞的方法，但對於疏通輸卵管阻塞基本無效，常常作為輔助治療。

## （三）體外受精－胚胎移植技術

也是我們常說的試管嬰兒。適用於以下幾種情況：①對於經子宮腹腔鏡手術診斷的雙側輸卵管阻塞，術中疏通失敗的；②對於雙側輸卵管缺如的（常常因異位妊娠切除）；③子宮腹腔鏡手術對輸卵管阻塞進行疏通後，積極備孕半年到 1 年，仍未孕的；④對於合併高齡、卵巢功能減退的、合併男方精液異常的輸卵管阻塞，建議首先選擇試管嬰兒助孕，而不是手術治療；⑤還有一些患者因盆腔結核引起的輸卵管阻塞，這種阻塞一般較嚴重，而且常合併嚴重骨盆腔沾黏，建議直接行試管嬰兒助孕治療。

## 四、
# 為什麼卵泡監測這麼流行？

卵泡監測是指在月經週期中，透過超音波監測卵泡生長、內膜形態及排卵情況，指示夫妻同房時間，從而提高受孕率的助孕方法。卵泡監測對人體無創，貼合自然受孕狀態，經濟成本低，被廣大有生育需求的夫妻所接受。對於月經失調、無排卵性月經、多囊卵巢症候群等非輸卵管因素導致不孕的患者來說，若男方精液大致正常，卵泡監測一般是科學助孕的第一步。下面簡單介紹一下卵泡監測（圖 3-3）。

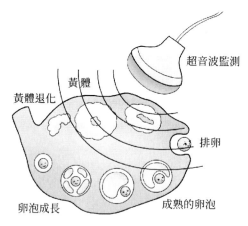

圖 3-3　超音波下排卵監測

　　優勢卵泡是指自然週期中經多種因素選擇出來的一個卵泡，發育最快，體積最大，在適當條件下能夠成熟並排出的卵泡。優勢卵泡的生長速度為 1 ～ 2mm/ 天。超音波下觀察卵泡直徑達 17 ～ 23mm，外形飽滿，呈圓形或橢圓形，張力高，囊壁薄，是卵泡成熟的象徵。

　　對於月經規律的女性（週期為 28 ～ 35 天），一般從月經週期的 8 ～ 10 天開始監測，根據卵泡的大小決定下次監測的時間，一般為 2 ～ 3 天監測一次。當優勢卵泡直徑達到 16mm 以上，則需 1 ～ 2 天監測一次。對於月經不規律的女性，卵泡監測通常從月經第 2 ～ 3 天就開始了，之後根據卵泡生長及用藥情況，決定監測時間。

　　卵泡監測常輔助以尿液中 LH 監測。血液中的 LH 濃度是誘

發排卵的指令。我們使用 LH 試紙可以監測尿液中的 LH 濃度，排卵發生在濃度最大值出現後的 48 小時之內。對於有排卵障礙的患者，可使用注射用人絨毛膜促性腺激素促其排卵，這樣也可以更好地控制排卵時間。48 小時後行超音波觀察卵泡是否已排。

指示同房的最佳時間在排卵前 2 天至排卵後一天。經過 3 ～ 4 個週期後仍然沒有受孕的夫妻，可以考慮人工授精、試管嬰兒等進一步治療。

由於每位患者的基礎情況不盡相同，有些患者子宮內膜形態不佳，有些併發多囊卵巢症候群或卵泡成熟障礙等，這些患者在卵泡監測過程中往往會伴隨一些藥物干預，如口服雌二醇（Estradiol，E2）、口服促排卵藥、注射用促排卵藥等。

排卵的過程複雜而充滿變數，透過超音波下卵泡監測可以直觀地看到卵泡的生長狀態和內膜狀態，希望能為有生育需求的夫婦帶來最大的幫助。

## 五、男性無精症要怎麼治療？

治療無精症應結合患者的自身狀況、意願以及不同診斷分型，選擇不同的治療方案。

## （一）阻塞性無精子症的治療選擇

　　主要根據阻塞的原因、程度、部位、性質和範圍選擇輸精管道再通手術、藥物治療或助孕治療。對於睪丸內阻塞等無法實施外科手術或術後療效欠佳的患者，可透過取精術獲取精子後進行助孕治療。

## （二）非阻塞性無精子症的治療選擇

　　一般情況較差的患者，如睪丸容積小於 6ml、FSH 數值明顯升高，可以直接捐精助孕或領養。其他患者可嘗試對因治療或經驗性藥物治療，如治療無效則可選擇取精術或睪丸活檢進行病理組織學檢查以明確睪丸生精狀況。對因治療主要針對合併嚴重精索靜脈曲張患者，尤其是伴睪丸萎縮者，術後可能改善睪丸生精功能而產生精子。

　　1. 藥物治療　並無特效藥，部分經驗性藥物治療取得了一定療效，但仍存在爭議。

　　①可洛米分（Clomifene）：透過提高血清 FSH 和 LH 濃度，促進睪丸產生睪酮。

　　②芳香化酶抑制劑：部分無精子症患者睪酮濃度（ng/dl）與 E2 濃度（pg/ml）比值偏低（< 10）。芳香化酶抑制劑具有抑制雄激素轉化為 E2 作用，從而增加睪酮濃度，促進精子成熟和精子數量的增加。

③促性腺激素治療：適用於促性腺激素低下患者。

④其他輔助藥物：主要目的在於改善精子品質。左旋肉鹼（L-carnitine）可使附睪運送精子過程中增加精子能量並提高精子活力，也有一定抗氧化能力。其他藥物包括輔酶 Q10、蝦青素、維生素 C 和維生素 E 等抗氧化藥物。

2. 手術治療　對克林裴特症候群（先天性細精管發育不全症候群），目前無明確治療方法可改善患者生精功能。有研究報導對克林裴特症候群患者進行睪丸切開顯微取精術（micro-TESA），部分患者找到精子進行了卵細胞質內單精蟲顯微注射（Intracytoplasmic Sperm Injection，ICSI）和胚胎植入前基因診斷（Preimplantation genetic diagnosis，PGD）治療。

但使用這些精子是否會將異常的核型傳遞給下一代仍存在爭議。對所有非阻塞性無精子症患者，只要患者主觀意願強烈，在明確告知患者手術風險的前提下，可實施包括睪丸取精（Testicular sperm aspiration，TESA）在內的各種取精術。

## （三）染色體異常患者的治療選擇

對染色體異常，如 Y 染色體微缺失（主要包括 AZFa、AZFb、AZFc），部分 AZFc 缺失患者可嘗試進行 TESA，如獲取精子則可進行助孕（Assisted reproductive technology，ART）治療。而 AZFa、AZFb 缺失的男性預後不良，可以選擇捐精助孕或領養。Y 染色體微缺失可以經單一精蟲顯微注射（即 ICSI）

技術遺傳給男性子代，建議進行 PGD 治療。其他染色體異常，如克氏症候群（染色體為 47，XXY），應直接選擇捐精助孕或領養。

## （四）混合型無精子症的治療選擇

首選診斷性取精術或睪丸活檢明確睪丸生精狀況。若找到精子應同時冷凍儲存為後續進行 ICSI 治療做準備。一般不建議外科再通手術。

## 六、精液液化不良怎麼辦？

精液液化異常是男性生育障礙的重要原因之一。精液液化不良可導致精子活動受限，減慢精子進入子宮腔內受精從而導致不孕。

## （一）正常精液液化

正常情況下，精液排出體外 5 ～ 20 分鐘後即開始液化成水狀液體，若超過 60 分鐘仍無法液化者則稱為精液液化不良。精液的凝固與液化過程由前列腺和精囊的分泌物共同參與完成，精液凝固是由精囊產生的凝固因子引起，而精液液化是前列腺產生的蛋白分解酶等液化因子引起。當液化與凝固因子間的平衡被打破，精液會表現為液化異常。

參與精液液化的相關因子包括：前列腺特異性抗原（Prostate Specific Antigen，PSA）與精囊凝固蛋白（Semenogelin）、纖連蛋白（Fibronectin）以及附睪蛋白酶抑制劑（Epididymis protease inhibitor，EPPIN）等。

## （二）精液液化不良的原因

精液液化不良可能與先天發育有關，先天性前列腺發育不良，不能分泌足夠的纖維蛋白溶解酶；微量元素鋅、鎂缺乏，長期缺鋅可以影響腦下垂體的功能，使促性腺激素的合成和分泌減少、精子生成障礙、精液液化異常；男性生殖系統炎症，前列腺炎和精囊炎等導致精囊分泌的凝固酶增多或者前列腺分泌的纖維蛋白溶解酶不足，炎症反應會使 pH 升高，當精液 pH ＞ 8.8 時，精液液化也會受到影響。另外，當生殖系統發生炎症和感染釋放大量的活性氧，導致生殖系統中與精子運動有關的許多重要酶被抑制、不活化以及活性部位破壞，可使精液液化異常以及精子品質下降。熬夜、飲食不規律、缺乏運動等不健康的生活方式均可導致體內激素紊亂。

## （三）精液液化不良該怎麼辦？

發現精液液化不良首先要到正規生殖中心檢查精液，在排除先天性原因的基礎上，一定要在專業醫生的指導下，嘗試針對性藥物治療；透過改善微循環，促進血液流速及流量，提

高人體組織細胞供氧用氧能力，使精子有足夠的營養，進而提高精子的品質；對於確實因為炎症感染引起的精液液化不良，如前列腺炎患者，應積極治療病因，選擇有高濃度脂溶性、鹼性、抗菌譜廣並對黴漿菌及披衣菌也有效的抗生素為宜；另外要注意改善自身的生活方式，養成健康的生活習慣，比如生活規律、避免熬夜、多參加鍛鍊、放鬆心態、少去三溫暖及蒸氣浴；適當補充鋅、鎂等微量營養素。

# 第四章
## 神奇的人工授精

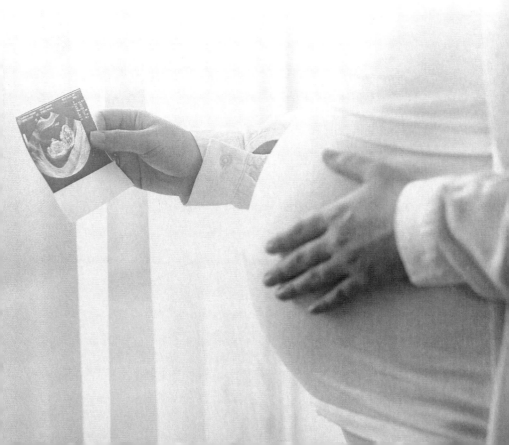

# 一、
# 什麼是人工授精？

人工授精最常見的是宮腔內人工授精（Intrauterine insemination，IUI），是在監測排卵週期中，將處理過的精子在女性排卵期注入宮腔，從而提高受孕率的助孕方法（圖4-1）。人工授精包括丈夫精液人工授精（Artificial Insemination by Husband，AIH）和捐贈者精液人工授精（Artificial Insemination by Donor，AID）。透過人工「清洗」，讓優質的精子富集，精漿中大量雜質和炎性細胞被去除，同時將精液直接注入宮腔避免了精子在陰道及宮頸處的損耗，使受精率更高，是便捷、有效的助孕方法之一。

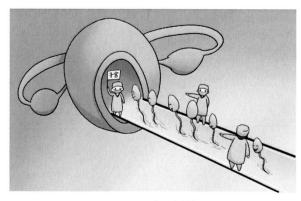

圖4-1　人工授精

下面我們簡單介紹一下人工授精：

丈夫精液人工授精主要適用於女方雙側輸卵管通暢，排卵監測中發現有大於 18mm 的卵泡；男方精液正常或輕度少、弱精症，性功能障礙或不明原因性不孕患者。而捐贈者精液人工授精則適用於無精子症或家族遺傳性疾病等患者。

宮腔內人工授精對於不明原因不孕以及男性少、弱精子症的患者來說，是最經濟、安全的助孕方法之一。由於接近自然受孕過程，有著較低的雙胞胎機率、流產率及早產率。文獻報導的人工授精的累積妊娠率差異很大，2%～ 60%不等，這與不同中心對人工授精適應證的掌控標準有關。大部分生殖中心單次人工授精的妊娠率在 10%～ 15%，重複 3 ～ 4 個週期達到最高累積妊娠率為 30%～ 40%。

非常有趣的是，在行人工授精後，患者的自然受孕機率會提高。當然，一些夫婦若不行人工授精，在足夠的時間內也是可能自然懷孕的。但一些新觀點認為，不管是由授精的軟管還是子宮鏡或輸卵管造影帶來的內膜刺激，均可在操作後很長一段時間內提高妊娠率。希望人工授精可以為更多有生育需求的夫婦帶來福音。

# 二、
# 人工授精流程是怎樣的？

　　初次就診的患者，醫生會首先了解男女雙方的基本情況，既往病史以及既往的治療情況，並完善相關檢查，明確是否符合人工授精的適應症。當所有檢查結果都取到後，就可以找醫生再次就診了。對於滿足人工授精適應症的夫婦，可以憑檢查結果、結婚證明書及雙方身分證建立自己的人工授精檔案。

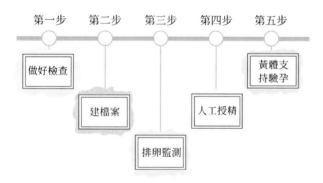

圖 4-2　人工授精的流程

　　人工授精週期開始後，醫生會根據女方的月經週期以及排卵情況安排就診時間，開始透過超音波監測卵泡發育。在此過程中，一些患者會根據卵泡發育情況使用促排卵藥物。當優勢卵泡成熟，在排卵前 48 小時到排卵後 12 小時的時間內，男方進行精液採集，將精液收集在無菌的取精杯中，送入實驗室，進行精液洗滌或純化處理。處理後的精子透過軟管送入女方的

宮腔內。在透過超音波確認卵已排出後，使用黃體酮等進行黃體支持治療。14 天後抽血化驗是否懷孕。人工授精的流程如圖 4-2 所示。人工授精一般建議行 3 ～ 4 個週期，若仍未懷孕，則建議行體外受精 - 胚胎移植治療。

人工授精需要檢查的專案包括：

1. 女方檢查專案：血常規、尿常規、血型、生化全項、凝血四項、B 肝五項、C 肝、愛滋病、梅毒、產前病毒檢測、甲狀腺功能檢查、生殖激素檢查（月經見血第 2 ～ 4 天查）、紅血球沉降率、陰道分泌物清潔度、細菌性陰道炎、衣原體、液基薄層細胞檢測（Thinprep Cytologic TestTCT）、婦科超音波。女方必須查輸卵管造影。

2. 男方檢查專案：血常規、尿常規、生化全項、血型、B 肝五項、C 肝、愛滋病、梅毒、心電圖、精液常規（異常時 3 次），必要時照超音波等。

## 三、
# 人工授精是要卵泡破的時候做，還是沒有破的時候做？

人工授精是指將洗滌處理後的男性精液透過非性交的人工方式注入女性生殖道內，以使卵子和精子自然受精達到懷孕目

的。由於人工授精中精卵在體內自然受精，因此選擇合適的時間進行極其重要。

原則上來說，選擇排卵時做人工授精最為合適，但是排卵的瞬間很難捕捉到。精子的受精時限是 48 ～ 72 小時，卵子的受精時限是 12 ～ 24 小時（見圖 4-3），因此，在排卵前 48 小時至排卵後 12 小時之內進行人工授精成功率較高。根據卵泡大小、血或尿黃體生成素值及血液雌二醇 E2 值，確定人工授精的時機，一般選擇在排卵前進行人工授精。

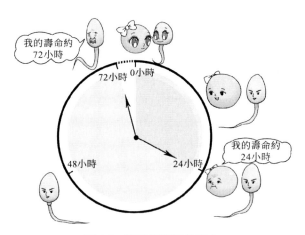

圖 4-3　精子和卵子的壽命

人工授精的時機可根據自然週期或促排卵週期來確定。

1. 自然週期：對於月經週期規律的患者，排卵一般發生在下次月經來潮前 14 天左右，可以根據患者的月經週期，選擇開始監測卵泡的時間。一般在月經的第 8 ～ 10 天開始監測，同時

根據卵泡大小監測血 LH 或尿 LH 值，根據 LH 最大值情況結合卵泡大小決定人工授精時機。排卵一般發生在血 LH 最大值起點後的 34 ～ 36 小時，因此一般選擇在最大值出現的次日進行人工授精，監測至卵泡破裂。

2. 促排卵週期：促排卵週期適用於月經週期不規律、排卵障礙、小卵泡排卵的患者，可以提高人工授精的成功率。常用的促排卵藥物有可洛米分、來曲唑（Letrozole）、促性腺激素等。首選口服促排卵藥，如果效果不佳，可改用小劑量注射用藥。在促排卵週期中，在優勢卵泡 ≧ 14mm 時開始監測血 LH 或尿 LH，優勢卵泡達到 18mm 以上時可以注射人絨毛膜促性腺激素誘導排卵，一般在注射 HCG 的次日進行人工授精，監測至卵泡破裂。

對於每個週期人工授精的次數沒有明確定論，有文獻表明，對於一個促排卵週期內，進行 1 次還是 2 次人工授精，妊娠率並沒有差別。因此，應該加強監測，結合超音波、宮頸黏液、血 LH 或尿 LH 及血清雌二醇濃度來預測排卵，抓住合適的時機進行人工授精，以增加妊娠率。

# 四、
# 人工授精對精子有什麼要求？

排卵時，成熟卵泡破裂，次級卵母細胞連同周圍的透明帶和放射冠一起自卵巢排出，排卵後 2 ～ 3 分鐘內，由輸卵管傘

端拾卵。由於輸卵管上皮細胞纖毛的擺動和肌層的收縮，卵細胞迅速被轉移至輸卵管壺腹部。

　　精卵結合過程中，成熟精子必須穿過總長度 20 ～ 40cm 的男性和女性生殖道，才能達到輸卵管的壺腹部，能夠最終完成這段路程的精子不足百萬分之一。每次射精時有 2 億～ 5 億個精子進入陰道，其中部分精子隨精液從陰道流出，其餘精子依靠尾部的擺動遊動，其中前進運動的精子，需要依次經過宮頸黏液的阻擋和宮腔內白血球的吞噬等屏障，最後能夠進入輸卵管的精子通常只有幾百個。精子在女性生殖道經過一段時間的孵育，獲得受精能力的過程，稱為精子獲能。精子獲能後，可以發生頂體反應，分泌頂體酶以溶解卵細胞周圍的放射冠和透明帶。並不是第一個到達輸卵管與卵細胞相遇的精子就可以完成受精，達到輸卵管內的這群精子需要包圍卵細胞分泌頂體酶，共同為精子進入卵細胞開闢道路，最終只有最幸運的一個精子可以進入卵母細胞完成受精。當一條精子進入卵子後，透明帶對精子的結合能力下降，防止多精子受精的情況發生。因此，只有向前運動的精子達到一定數量，才能完成受精過程。

　　人工授精是指將優化處理後的男性精液透過非性交的人工方式注入女性生殖道內，以使卵子和精子自然受精達到懷孕目的。宮腔內人工授精可以避免陰道和宮頸處精子的損耗，透過精液處理，可以促進精子獲能，提高受精能力。人工授精是精

卵自然受精，仍需一定數量的精子從宮腔游動至輸卵管完成受精過程，所以人工授精只適用於精液正常、輕度少精症、輕度弱精症、精液液化不良或液化不全的患者。而對於中度和重度少弱精症的患者，洗精後精子的數量和密度可能仍無法達到自然受精的要求，需要依靠體外受精的助孕手段。

# 五、
# 人工授精能一次成功嗎？

人工授精操作簡便，患者痛苦小、花費少、併發症發生率低，是目前治療不孕症常用的輔助生育技術之一。然而一次人工授精妊娠率為 10%～ 15%，尚不盡如人意。影響人工授精成功的因素諸多，大致有以下幾點。

## (一) 女方年齡和不孕年限

隨著不孕年限的延長，人工授精妊娠率逐漸下降。有研究數據顯示，不孕年限超過 10 年患者的妊娠率僅為 4.4%，不孕年限少於 5 年者的妊娠率為 33.3%。隨著不孕時間延長，不僅不孕程度加重，而且不孕原因更加複雜化，患者承受的社會、心理壓力也逐漸增大。因此建議不孕患者盡早明確診斷。

## (二) 授精時機及次數

　　研究顯示一個治療週期內進行兩次人工授精的妊娠率與單次相比無顯著差異。卵子排出後，體內存活時間約為 24 小時，而精子在宮腔、輸卵管體內存活時間為 48 ～ 72 小時。在排卵前進行人工授精，可以使大量精子上游至受精部位，等待卵子排出，有助於增加受精機會。

　　國內有文獻報導捐贈者精液人工授精治療第 1 ～ 5 週期的週期妊娠率均接近 20%。然而，丈夫精液人工授精治療第 3 週期及以後妊娠率顯著下降。可能由於 AIH 患者不孕的原因較複雜，如免疫性不孕或不明原因不育，但也不能排除年齡和不孕年限增加產生的影響。若患者進行 2 ～ 3 個週期 AIH 治療未孕，可及時改行試管嬰兒助孕。

## (三) 精子品質

　　目前多數文獻認為人工授精時前進運動精子總數＞ $10 \times 106$ 才能獲得適宜的週期妊娠率。

## (四) 原發或續發不孕

　　有文獻報導，續發不孕患者的人工授精妊娠率（36.96%）顯著高於原發不孕患者的妊娠率（13.98%）。

　　綜上所述，人工授精中女方年齡、不孕年限、精子數量等均是影響人工授精妊娠率的重要因素。患者進行 2 ～ 3 個週

期丈夫精液人工授精治療未孕可及時改行體外受精 - 胚胎移植
(IVF-ET) 助孕。完善術前檢查，採取相應措施改善精子品質，
可獲得理想的妊娠率。

# 六、
# 人工授精後有哪些注意事項？

　　人工授精治療後，遵從以下注意事項，有助於盡快調整身
體健康狀態，保障人工授精手術成功。

　　1. 人工授精術後臥床休息 20 分鐘左右即可下床排尿，留院
觀察 1 小時左右，期間可以進食、飲水、翻身。

　　2. 術後正常飲食，不要隨意進食藥品、營養品、補品。應進
食適量的水果和蔬菜，補充葉酸，預防便祕。每日保證充足的優
質蛋白，避免進食寒涼食物 (如螃蟹、帶殼的海產品、冷飲等)。

　　3. 術後可正常上班，日常活動不受影響，避免劇烈運動及
過度的體力勞動，避免熬夜，遵照醫囑用藥，不可自行減量或
更改藥物。

　　4. 如果術前做超音波優勢卵泡未排，術後 1 ～ 2 天需再次
複查超音波，明確是否排卵。

　　5. 術後 14 天左右抽血驗孕。

第四章　神奇的人工授精

# 第五章
## 生個健康的試管嬰兒

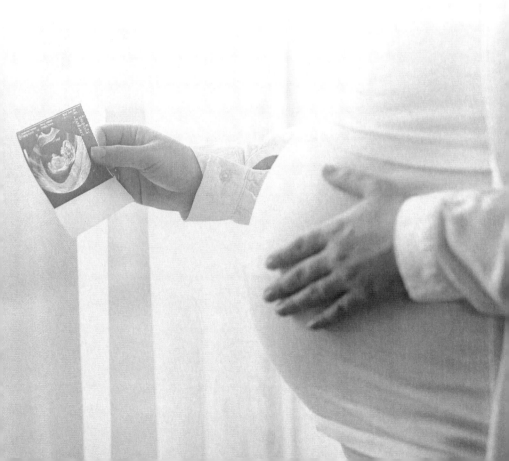

# 一、
# 做試管嬰兒的過程是什麼樣的？

　　隨著近年來技術的發展，試管嬰兒技術已經被越來越多的不孕不育症患者所接受和採用。試管嬰兒技術是體外受精－胚胎移植技術的俗稱，是分別將卵子和精子取出後，置於培養液內使其受精，再將胚胎移植回母體子宮內發育成胎兒的過程。但當一對夫婦決定接受試管嬰兒助孕治療的時候，最大的困惑之一便是不了解具體的流程是怎樣的。這往往會為他們帶來不必要的焦慮和困惑。那麼在這裡就讓我們一探究竟，解密試管嬰兒助孕治療的過程是怎樣的（圖 5-1）。

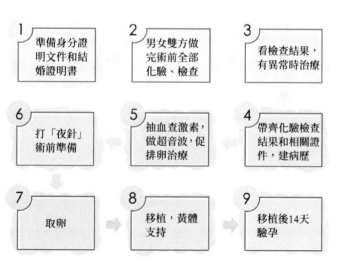

圖 5-1　試管嬰兒助孕治療的流程

## （一）首次就診

在生殖醫學中心首次就診的時候，醫生首先需要了解、確認需進行試管嬰兒助孕治療夫婦的基本情況、病史、既往就診和治療情況。並且需要患者提供既往的檢查化驗結果和病歷，若有體檢報告，也可以帶來供醫生參考。醫生會根據具體情況和既往病歷報告開具男女雙方必要的檢查化驗，並告知檢查的時間、地點及取得結果報告的時間。

## （二）看結果、建病歷檔案

所有檢查結果都取到後，就要找生殖中心的醫生回診了。醫生會檢視男女雙方術前檢查有無異常，並且做相關的處理。準備好相關證件和化驗結果後，患者就可以建立自己專屬的試管病歷檔案。

## （三）腦下垂體負調控

「負調控」（downregulation）聽起來很神祕，說起來其實並不複雜。正常情況下，女性卵巢每個月都會產生一批卵泡，只有一個成熟的卵子排出。但在試管嬰兒的週期中，醫生需要一次讓這一批卵泡都長大，一口氣獲取 10 ～ 15 個健康的卵子。腦下垂體負調控的目的是抑制當月要排出的那個卵泡（優勢卵泡）的發育，為其他卵泡的共同發育提供條件，最終達到多個卵泡同時發育的效果。

具體到女方實際要做的事情上，就是要吃避孕藥或打排卵針。這個過程需要較長的時間，短則半個月，長則一個月或更長時間，但期間不需要頻繁複診。每個女性患者條件不同，負調控的方法也是不同的，醫生會透過激素濃度和超音波結果進行評估，並不是每個患者都需要經歷負調控的。

## （四）促進排卵

經過了負調控過程後，醫生會根據女方激素濃度和超音波情況，決定是否可以啟動促排卵治療。這個階段的目的就是讓同一批卵泡同時長大。具體方法是打促排卵針，藥物的種類和劑量同樣因人而異。需要女方留心記住自己的打針方案。促排卵過程中，需要多次就診，抽血監測激素變化和超音波監測卵泡發育情況，根據結果調整促排卵藥的劑量。需要女方記住每次的就診時間，以免影響了促排卵的效果。

這個階段多個卵泡同時發育，會讓卵巢的體積增大到非生理標準，所以請盡量不要做劇烈運動，以防出現卵巢扭轉等情況。

## （五）打「夜針」和取卵

當卵泡長到了合適的大小，並且激素水平合適的時候，醫生會決定讓患者打「夜針」。「夜針」主要指的是破卵針（HCG），用於促進卵泡的最終成熟，一般在晚上打，所以俗稱「夜針」。打完「夜針」後 34 ～ 36 小時取卵。

取卵過程需要在手術室中進行，當天男方需要同時留取精液。取卵手術是在麻醉下和超音波引導下進行的。取卵針經陰道直達卵巢吸取卵子，立刻在顯微鏡下將卵子移到培養液中，置於 37℃的培養箱中培養。

## （六）體外受精

這個過程是在胚胎培養室中進行的。取卵後 4 ～ 5 小時將處理後的精子與卵子放在同一個培養皿中共同培養，一定時間後在顯微鏡下觀察受精情況。有些患者可能會因為男方精子品質差、受精障礙等原因選擇單一精子卵質內顯微注射（ICSI），也就是常說的第二代試管嬰兒技術。這部分患者的受精過程就是在顯微鏡下，透過人工方法將精子顯微注射入卵子中完成。這期間，在取卵後仍然需要到門診複診，根據醫生要求進行用藥。

## （七）胚胎移植

胚胎移植分為新鮮胚胎植入和冷凍胚胎解凍後植入兩種。具體選用哪種移植方式，需要根據患者取卵後的狀態和胚胎發育的情況來決定。

目前新鮮胚胎的植入多在取卵後第 3 天進行，通常情況下移植 2 枚胚胎。移植當天女方進入手術室，醫生將胚胎吸入移植管中，在超音波監測下將胚胎注入女方子宮腔合適的位置。

解凍胚胎移植的移植過程和新鮮胚胎相似。不同的是移植的胚胎是解凍後的優質胚胎。胚胎冷凍前，醫生會制定合適的凍胚移植方案，調整子宮內膜的厚度和形態，在合適的時機解凍胚胎並進行移植。

試管嬰兒的核心技術如圖 5-2 所示。

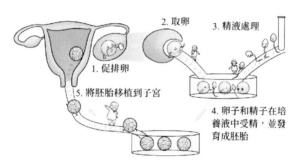

2. 取卵

3. 精液處理

1. 促排卵

5. 將胚胎移植到子宮

4. 卵子和精子在培養液中受精，並發育成胚胎

圖 5-2　試管嬰兒的技術原理

## （八）驗孕

醫生在胚胎移植當天，就會為女方預約胚胎移植後 12 ～ 14 天的抽血驗孕。有時候很多患者朋友不到驗孕時間就開始在家自己用驗孕棒檢測，此種做法一是結果不準，二是增加緊張情緒，所以，不推薦患者提前自己檢測。

在每一步過程中，都可能會遇到各式各樣的問題，任何一個環節的差錯都有可能導致週期的失敗而不得不從頭再來。試管嬰兒助孕並不是一蹴而就的，希望透過醫生的幫助和患者的積極配合，為不孕夫婦帶來「好孕」。

# 二、
# 什麼樣的人適合做試管嬰兒？

隨著現代輔助生殖技術的發展，許多不孕夫婦都實現了「好孕」夢想。那麼很多備孕夫婦都會考慮一個問題：我們需不需要做試管嬰兒來幫助懷孕？

實際上，育齡夫婦在同居一年以上，有正常性生活並且沒有採用任何避孕措施的情況下，未能成功懷孕的，就要去醫院進行相關諮商，分析原因。那麼，哪些因素導致的不孕需要試管嬰兒技術的幫助呢？

## （一）男方因素不孕者

在生命孕育的初期，精子和卵子是胚胎形成所必需的兩個因素。受遺傳因素、環境、壓力、生活方式等因素的影響，男性可能出現弱精症、少精症、精子畸形率高、無精等情況（圖5-3），進而導致女性不孕。

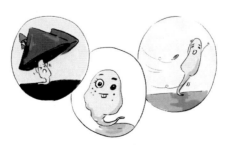

圖 5-3　男性精子異常

## （二）輸卵管因素不孕者

輸卵管是精子與卵子相遇的「鵲橋」，是受精卵運輸到子宮的通道。通常情況下，如果輸卵管阻塞，精子和卵子難以相遇，就難以形成受精卵，便無法受孕了。

## （三）排卵障礙者

多囊卵巢症候群（PCOS）、黃體化未破裂卵泡症候群、卵泡發育不良等，在監測排卵或促排卵治療，給予同房指導或進行宮腔內人工授精治療 3 次後仍無法懷孕者，尤其是同時存在輸卵管因素或男方因素者，下一步就應該考慮試管嬰兒助孕了。

## （四）染色體異常者

夫妻雙方中有染色體異常者，如平衡易位、染色體或單基因疾病等，可以選擇胚胎植入前做基因診斷，即第三代試管嬰兒來幫助生育健康嬰兒。

## （五）子宮內膜異位症

子宮內膜細胞本該生長在子宮腔內，但由於子宮腔經輸卵管與骨盆腔相通，使得內膜細胞在子宮腔之外異位生長，導致子宮內膜異位症，可能引起輸卵管沾黏，影響卵母細胞撿拾或卵巢病變，進而影響卵巢功能。這種情況可以考慮採用試管嬰兒治療。

## （六）不明原因不孕者

男女雙方經檢查無任何異常，充分備孕後仍未懷孕，且經過誘導排卵、同房指導、人工授精等多種助孕方式後仍未如願以償的，可選擇進行試管嬰兒助孕。重點需要指出的是：

不明原因並不代表沒有原因！

常規檢查方法也許無法觀察精子卵子是否存在結合障礙、胚胎發育障礙或胚胎種植障礙，所以不明原因可能存在更深層的問題，需做好各種準備。

除此之外，還有一些情況不能做試管嬰兒治療：一是未婚單身女性或男性；二是沒有試管嬰兒治療的適應症。

最後，以積極良好的心態來備孕。有任何問題隨時諮商專業的生殖科醫生，千萬不要著急心慌，以免被不法分子利用，掉入騙取錢財和違法的陷阱！

## 三、
## 做試管嬰兒前，需要做哪些身體檢查？

試管嬰兒助孕技術是一項治療不孕不育的醫學技術，包括促排卵、取卵、胚胎移植等過程。治療的最終目的是幫助不孕夫婦獲得一個健康的寶寶。為了實現這個目標，在做試管嬰兒治療之前，患者需要完善以下相關的身體檢查。

## （一）生育力評估

　　主要包括女性卵巢儲備功能、輸卵管暢通性和子宮內膜條件，這可以透過查生殖激素、抗穆勒氏管荷爾蒙（Anti-mullerian Hormone，AMH）、婦科超音波、輸卵管攝影等來評估。男性則需要查精液常規、精子畸形率和精子DNA碎片率（DNA Fragmentation Index，DFI）。一方面，透過這些檢查可以找到不孕原因，明確是否存在試管嬰兒治療的適應症；另一方面，對決定試管嬰兒促排卵方案、受精方式等有一定診療意義。

## （二）普通的術前檢查和孕前檢查

　　與其他婦科手術一樣，夫婦雙方需要完善B肝、C肝、愛滋病、梅毒等傳染病檢查，血型、血尿常規、凝血功能、紅血球沉降率、生化全項、心電圖等基本身體檢查。此外，女性還需要查陰道分泌物、衣原體、液基薄層細胞檢測、人類乳突病毒（HPV）、產前病毒等檢查。

## （三）優生系列檢查

　　做試管嬰兒需要花費不少時間和金錢，為了提高治療效率和成功率，還需要可能會影響懷孕的優生檢查，包括免疫方面的，比如抗磷脂抗體、β2醣蛋白抗體、抗核抗體等；代謝方面，如有無胰島素抗性、維生素D缺乏、血脂、尿酸等異常；內分泌方面，如甲狀腺功能、是否有泌乳激素或雄激素過高等。

## （四）個體化的檢查

比如對於子宮內膜異位症的女性，需要查腫瘤標記物四項；對於反覆流產或胚胎停育的女性，除上述優生檢查外，還需要查夫婦雙方染色體和更全面的自身免疫相關檢查；對於多囊卵巢症候群的女性，要著重檢查和治療子宮內膜等。

對於嚴重的少弱精子症或精子畸形率 100% 的男性，建議做超音波、甲狀腺功能等檢查。個體化檢查不能忽略，也要因人而異，並要結合病史等來確定。

# 四、
# 做試管嬰兒助孕治療有什麼要求？

若想做試管嬰兒助孕治療，需要滿足一定的前提條件，以保障這項助孕技術的合法與成功，才可以讓更多不孕夫婦圓了寶寶夢，擁有一個更完整更幸福的家庭。

1. 身分證、結婚證明書：沒有結婚證明書的夫婦若想做試管嬰兒首先要到戶政事務所申請結婚證明書，繳交身份證明文件及婚姻證明。

2. 夫妻雙方身體健康，無不能懷孕的疾病等。

3. 夫婦雙方的年齡不宜過大，尤其是女方年齡不宜超過 45 歲。女方年齡超過 45 歲時，助孕治療的成功率＜ 5%。

4.除滿足以上條件外，還需要具備試管嬰兒治療技術的適應症：

（1）輸卵管因素　無論是炎症導致的輸卵管不通、輸卵管積水還是因為子宮外孕切除了輸卵管使得精子卵子無法相遇，可以選擇試管嬰兒助孕技術。

（2）卵泡發育異常或排卵異常　透過多週期促排卵治療、卵泡仍然無法長到優勢卵泡稱為卵泡發育異常。多週期卵泡能長到優勢卵泡，打了破卵針後卵泡仍然不排，稱為排卵障礙。遇到這樣的情況建議試管嬰兒。

（3）子宮內膜異位症　子宮內膜異位症是不孕和疼痛的常見原因，對於那些想透過非手術治療的方法獲得妊娠的子宮內膜異位症患者，試管嬰兒是一種有效的方式。

（4）男方因素　重度少弱精症、少弱精症透過人工授精未能懷孕、無精症需要透過睪丸或附睪穿刺者均建議行試管嬰兒治療。

（5）不明原因的不孕　經過常規檢查未能找出明確病因，經常規治療後未能懷孕。

# 五、
# 高齡女性做試管嬰兒需要哪些準備？

　　年齡是影響生育的一個關鍵因素，高齡女性生育面臨諸多難題，如卵巢功能下降、卵子品質降低、子宮內環境差、骨盆腔炎症，或伴有身體其他疾病、配偶精子品質差等，導致自然受孕率比年輕女性要低很多。輔助生殖技術無疑成為她們抓住生育希望的最後一根稻草。高齡女性做試管嬰兒，更需要做好充分的準備。那麼如何做好最後的衝刺準備？

　　首先，夫妻雙方要做好全面的體檢，包括身體基礎檢查，婦科各項檢查等，尤其是確定是否存在胰島素抗性、維生素 D 缺乏等，有問題及時對症治療，不僅避免耽誤進入試管療程的時間，還能有效提高卵子品質。因此前期檢查必不可少，且一定要重視。

　　除了基礎體檢外，生活中的各項準備工作也是非常重要的，包括卵子和精子的品質改善，子宮內環境的改善，以及生活方式等的改善，都能夠為試管嬰兒的成功更上層樓。現代人快節奏且高壓的生活方式，讓很多人養成了長期熬夜、飲食不規律的生活習慣，還有些人抽菸喝酒，疏於運動，這些都讓身體處於慢性疲勞狀態。因此在做試管嬰兒前做好生活方式的調整也是提高成功率的關鍵步驟。

　　總之，建議大家在做試管嬰兒前合理飲食，在醫生指導下使用養護精子和卵子的食物或者藥物，如多攝取一些富含維生素、膳食纖維的蔬菜等，男方可以服用茄紅素，女方服用輔酶Q10、DHEA（脫氫表雄酮）等保健品輔助治療。夫婦雙方要限制高糖、高油脂的食物。戒菸戒酒，遠離不良生活環境，避免接觸有毒物質，放射性物質，積極運動鍛鍊，提高身體素質，將身體調整到最佳狀態，為試管嬰兒之路開拓順利的路途！

## 六、
## 試管寶寶和普通寶寶有區別嗎？

　　相信很多接受輔助生殖治療的夫婦都有過這樣的憂慮，試管寶寶會不會和普通的寶寶有所不同？隨著輔助生殖技術的日益發展，越來越多的輔助生殖領域的科學家們也在不斷關注著這一問題。

　　最近的一份研究就探究了 3、5、7 和 11 歲的人工受孕的寶寶和自然受孕的寶寶之間，在認知方面有沒有差別。該研究隨訪來自 14,816 個家庭的 15,218 個寶寶，其中透過一代試管嬰兒誕生的寶寶 125 名，透過二代試管嬰兒誕生的寶寶 61 名，其他的寶寶均為自然受孕後誕生。在排除單親家庭這一可能對結果產生影響的因素後，分別在寶寶 3、5、7 和 11 歲的時候進行了語言

能力的測試。在對測試結果進行評分和統計後發現，透過輔助生殖技術誕生的寶寶的認知發育狀況在 3 ～ 5 歲這個階段要顯著高於自然受孕的寶寶，在 7 ～ 11 歲這個階段，兩組並沒有差別。

作者同時指出，這一結果並不意味著輔助生殖技術帶來的寶寶就比自然受孕的寶寶更加聰明，除技術本身外，後天的環境因素也造成了很大的影響。透過輔助生殖技術而誕生的寶寶，在對他們的家庭環境情況進行調查統計後發現，試管寶寶的父母比那些自然受孕的寶寶的父母年齡更大、受教育程度更高、社會經濟條件更好。這與孩子認知能力的成長有很大的關係。雖然透過輔助生殖技術，出現多胎妊娠或是低出生體重兒的機率更大，但他們的家庭因素的影響可能一定程度上抵消了可能對健康以及認知方面造成的負面影響。從這個角度來看，試管嬰兒和自然受孕嬰兒發育潛力是無差別的，反而後天的成長環境更加重要。

一直以來，包括生殖醫生在內的很多人，都普遍認為輔助生殖治療很可能影響到孩子的認知能力和發育能力。透過這項研究我們可以看到，試管嬰兒技術可能會對孩子產生的影響和我們預期的不同，即使無法確切地說試管嬰兒更加「聰明」，也並不是比自然受孕嬰兒差（圖 5-4）。而後天由家庭環境給予的影響，才是決定孩子們認知發育的關鍵因素。與其擔心試管嬰兒本身的弊端，不如努力為孩子提供一個更加健康的生活環境。

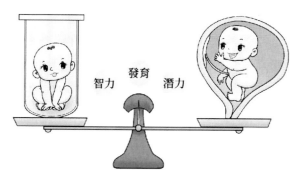

圖 5-4　試管嬰兒與自然受孕寶寶是一樣的

# 七、
# 多少卵子成就一個試管寶寶？

　　與自然週期每個月通常只排出一顆卵子不同，輔助生殖治療需要透過控制性超促排卵獲得多顆卵子。這就像跑馬拉松，並不是所有的參賽者都能堅持到終點，經歷一個週期的促排卵治療，並不是取到的所有卵子都可以正常受精、卵裂、進而發育成可移植的胚胎。因此，輔助生殖治療的必要條件是需要得到一定數目的卵子。

　　每一位接受試管的患者都希望自己能夠透過一次促排週期獲得盡可能多的卵子，同一天接受取卵手術的患者也常常互相比較獲卵數目，但是，獲卵數是越多越好嗎？多少才是合適呢？

早年的臨床研究顯示，獲卵數介於 6 ～ 15 之間時，隨獲卵數增多，每鮮胚移植週期活產率增加。獲卵數在 15 枚左右的情況下，活產率最高；若超過 20 枚，隨著獲卵數增多，活產率不升反降，患者發生卵巢過度刺激症候群的風險也會明顯增高。

最新的臨床研究顯示，累計活產率隨獲卵數的增加而穩步增加，當獲卵數 ≥ 25 時，累計活產率達到 70%，但獲卵數超過 27 個以上，累計活產率開始成長緩慢。但在新鮮胚胎移植週期，獲卵數達 7 個時活產率最高，且在 7 ～ 20 個之間保持相對不變（增減 ≤ 5%）。獲卵超過 20 個，新鮮週期活產率不升反降。

由此可見，獲卵數並非越多越好。此外，獲卵數受患者自身年齡、卵巢儲備、促排卵方案的選擇及卵巢反應性等多方面因素影響。每個人的情況不同，所以患者之間不要盲目比較，以徒增不必要的煩惱。建議遵循專業醫生的建議，針對自身條件，選擇適合自己的治療方案，盡早獲得滿意的妊娠結果。

## 八、
# 試管嬰兒中的胚胎培養室操作是怎麼樣的？

胚胎培養室的操作是整個試管嬰兒過程中十分關鍵的一環，因為患者無法直接看到或參與到胚胎培養室的操作，會覺得非常神祕和好奇。

　　那麼究竟為什麼患者不能直接看到胚胎培養室的操作呢？有患者說：「病人進了 ICU，家屬還能透過玻璃看一眼呢！為什麼卵子和精子進了胚胎培養室，我們就不能看了呢？」

　　這就涉及配子與胚胎的操作原則。首先，胚胎培養室應遵循無菌、無毒、無味、無塵的原則。因為室內空氣清潔度會影響到胚胎的發育潛能，因此胚胎培養室採用了十分先進的淨化系統保持室內優良空氣。另外，所有操作都必須遵守無菌原則，所有配子或胚胎操作應該在 ISO5 級潔淨度區域內進行。所以胚胎培養室內的人員必須嚴格控制和管理，才能保證這種操作標準。其實不僅患者不能直接看到這一過程，就連臨床醫生也不能隨意進入胚胎培養室。

　　為防止出差錯，胚胎培養室採取了十分嚴格的核對制度，所有配子或胚胎的培養皿等都會標註患者姓名，對配子或胚胎進行操作時，進行雙人核對，一些生殖中心還引進了國際先進的 Witness 電子核對系統。在人機同時核對的情況下，保證了絕對的安全性。

　　那麼在昏暗的胚胎培養室裡究竟進行了哪些操作呢？

　　首先是拾卵，臨床醫師對患者實施取卵術後，胚胎培養室會同步進行拾卵操作。將取出的卵泡液倒入恆溫臺上的培養皿中，透過顯微鏡辨別並撿出載卵丘複合物，放入培養液中，將血液等物質洗盡，轉移到新的培養液中，放到培養箱中等待受精。

拾卵的同時，胚胎培養室會進行精液洗滌處理，俗稱「洗精」，透過密度梯度離心，去除非前進運動的精子和其他雜質。將處理好的精子放在離心管底部，再放於培養箱內，活力較好的精子會上游。

　　在準備好精子和卵子之後，下一步就是受精了。受精在HCG 注射後 38 ～ 40 小時進行。受精方式有兩種，一種是體外受精 - 胚胎移植（IVF）；另一種是單一精子卵質內顯微注射（ICSI）。IVF 即吸出上游的精子直接加入含有卵子的培養液中，保證精子的濃度和活力即可。ICSI 則是單精子注射，在高倍顯微鏡下挑選形態活力俱佳的精子注射到卵子中。

　　在卵子受精後 16 ～ 18 小時（D1）觀察受精情況，D3、D5、D6 觀察胚胎的發育情況。觀察胚胎時會選擇較好的胚胎進行移植或冷凍。

　　在胚胎培養室裡，胚胎學家都像溫暖慈祥的天使，呵護著每一個生命，如同自己的寶寶一般。

---

# 九、
## 如何選擇安全有效的促排卵藥物？

　　在促排卵治療中會涉及用藥，在用藥方面，選擇試管嬰兒技術的不孕患者會有一些疑惑：該如何選擇安全有效的促排卵藥物？

簡單來說，促排卵就是透過一類稱作促性腺激素（gonado-tropins，Gn）的藥物，促進多個卵泡同時發育和成熟，得到較多的胚胎以供移植，提高懷孕機會。沒錯！就是「雨露均霑，陽光普照」了！

在促排卵過程中的這個「雨露陽光」就是我們說的卵泡刺激激素，它就是前面我們提到的 —— 促性腺激素（Gn）的一種，正是它造成促進多個卵泡同時發育和成熟的效果（圖 5-5）。

促性腺激素這個神奇藥物的發展歷史也很神奇，1927 年，科學家發現了促性腺激素對於卵巢功能潛在的調節作用，並在 1930 年年初投入卵巢刺激的相關治療中，但是臨床效果反應不佳，因此退出了歷史舞臺。1953 年傳來了好消息，來自奧地利維也納的科學家魯能菲爾德教授（Bruno Lunenfeld）在更年期婦女的尿液提取物中發現了促性腺激素。羅馬的某個修道院還成為第一個生產人類更年期促性腺激素（human menopausal go-nadotropin，HMG）的尿液收集地。

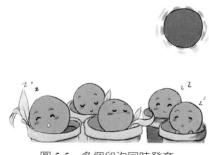

圖 5-5　多個卵泡同時發育

隨著醫療技術日新月異的發展，1995 年的重組促性腺激素使助孕醫療技術走上了全新的發展階段。目前，在臨床上應用的促排卵藥物有很多種，有來自重組的和尿源性的，它們各自特點也有不同。

　　日常應用的促排卵藥物有：

　　（1）尿促性素（Menotrophin）　是從絕經後女性尿液中提取而來，雜質蛋白相對較多，需肌內注射。

　　（2）高純度尿促性素　它與 HMG 的區別在於高度純化，可皮下注射或肌內注射。

　　（3）重組 FSH　原料來源穩定，純度更高，還避免了尿源促性腺激素可能存在的尿蛋白、細菌和病毒汙染等諸多負面影響。部分劑型可以自主皮下注射，非常方便，並且注射舒適性很好。

　　在試管嬰兒的治療週期當中，促排卵的用藥考慮應該是多方面的，包括：療效、價格、注射舒適性、前次促排後卵巢反應。如果是首次促排卵，醫生會根據患者的年齡、身體狀況來訂製最適合的藥物和方案。

　　對於有過促排卵經歷的患者，需要盡可能詳細地告知醫生之前的用藥種類、方案和自身對藥物的反應，醫生會綜合以上情況，選出最適合的藥物和方案。總之，聽醫生的安排，一定沒錯！

# 十、
# 促排卵卵泡越多越好嗎？

在試管嬰兒促排卵期間，患者最關心的事情之一就是「我最終能獲得多少卵子」，大家普遍認為，獲卵數越多越好，那麼事實真是如此嗎？

2011 年，桑卡拉（Tagore Sunkara）等人統計了英國 1991 至 2008 年進行鮮胚移植的 400,135 個大樣本試管嬰兒週期的獲卵數與活產率（LBR）的情況。發現在各個年齡層（18 ～ 34 歲，35 ～ 37 歲，38 ～ 39 歲，40 歲及以上），在獲卵數 ≤ 15 個時，活產率隨著獲卵數的增加逐漸增加；當獲卵數在 15 ～ 20 之間時，隨著獲卵數增加，活產率沒有明顯變化，處於停滯狀態；當獲卵數 > 20 個時，隨著獲卵數增加，活產率逐漸下降。

而隨著年齡的增加，活產率逐漸下降。

2014 年，史都華（Ryan G. Steward）等統計了 2008 至 2010 年美國 256,381 個 IVF/ICSI 週期的獲卵數與妊娠結果的情況。該研究根據獲卵數進行分組（0 ～ 5 個，6 ～ 10 個，11 ～ 15 個，6 ～ 20 個，21 ～ 25 個，> 25 個），分析不同獲卵陣列活產率與卵巢過度刺激症候群（OHSS）的發生率（圖 5-6）。結果發現，在獲卵數為 0 ～ 5，6 ～ 10，11 ～ 15 三組間，妊娠率逐漸增加（17%，31.7%，39.3%），當獲卵數 > 15 時，隨著獲卵數的增

加，活產率處於停滯期後逐漸下降。隨著獲卵數的增加，OHSS 的發生率逐漸增加。結果表明，獲卵數並不能很好地預測活產率〔曲線下面積（AUC）=0.596〕，但是能很好地預測 OHSS 的發生（AUC=0.784），閾值為獲卵數 =15 個，也就是說在鮮胚移植週期中，當獲卵數＞ 15 時，活產率不會增加，但 OHSS 的發生率會顯著增加。

鮮胚移植中，過多獲卵數導致活產率下降的原因尚不明確，可能的原因有：①雌激素過高影響子宮內膜容受性；②獲卵數過多，受精率逐漸下降，雌激素高或者過多卵子數可能影響卵子及胚胎品質。具體原因尚需進一步研究。

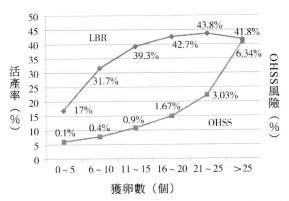

圖 5-6　獲卵數與活產率和卵巢過度刺激症候群（OHSS）風險的關係

總之，在促排卵中，並不是獲卵數越多越好，目前認為最佳獲卵數為 6 ～ 15 個，既有較高的妊娠率，也不會增加卵巢過度刺激的風險。

# 十一、
# 為什麼促排卵後獲取的卵子數量會因人而異？

　　做試管嬰兒獲取的卵子數量到底跟什麼因素有關呢？為什麼有的人促排後能獲卵 20 多枚，有的人只有 1 ～ 2 枚，甚至沒有？這到底是什麼原因？

## （一）試管嬰兒技術中獲得卵細胞的原理

　　首先，我們先看一下自然週期排卵的原理。女性的卵巢中每個月都會有一批卵泡「甦醒」並開始發育。正常情況下，由於不同卵泡對激素的敏感度不同，所以一個自然月經週期，僅有 1 個或偶見 2 個最敏感的卵泡能夠脫穎而出。而其他缺乏「養分」的卵泡就會萎縮和消失，真是太可惜了。

　　在試管嬰兒的促排卵過程中，透過給予外源性促卵泡生長所需要的「養分」，使那些本該停止發育的卵泡能夠繼續生長，由此來獲得更多卵子，這就好比為卵泡們造了一個舒服的「樂園」，讓它們安心成長。

　　透過這一原理，我們可以了解到：促排卵是利用了那些原本應該閉鎖的卵泡，因此不會發生促排卵會加速卵泡減少的過程。最終取卵所獲得卵細胞數目的基礎，取決於卵泡池裡卵泡的數量。

## (二) 獲得卵細胞數量少的可能原因

儘管有了外界「養分」的幫助，可最終獲取的數量依舊很少，這到底是為什麼呢？

1. 高齡因素　卵泡池中卵子數目隨著年齡的增加而越來越少，那麼最後能獲得的卵子也會變少。

2. 卵巢功能下降　部分女性由於手術等原因，導致卵泡池中的卵泡數量變少，造成卵巢功能下降，獲卵數也會變少。

3. 卵巢低反應　卵泡池中的卵泡對外源性給予的促卵泡激素反應不佳，難以成長成熟，所以也會導致最終獲得的卵子變少。

4. 空卵泡　空卵泡症候群是指在控制性卵巢刺激後，取卵手術時無法從卵泡中獲取卵細胞。在實際臨床工作中，空卵泡症候群的發生機率很低。

## (三) 在卵泡數比較少的情況下，如何盡可能地提高試管嬰兒成功率呢？

首先，需要專業輔助生殖醫生的指導，選擇最合適的預處理和促排卵方案，從而獲得足夠數量且優質的卵細胞，為獲得優質胚胎做好準備。

其次，生活方式調整是非常重要的一部分。減少熬夜、保證充足睡眠、適當運動、注意飲食健康，讓身體處於一個最好

的狀態下，再選擇最合適的時機進行醫學治療。

　　每個人的身體都是獨一無二的，並不是所有基礎卵泡少的人都用同一個促排卵方案，而是需要根據卵巢儲備和對藥物的反應情況進行個體化治療（圖 5-7）。

　　而且促排卵是利用了原本可能會閉鎖的卵泡，使它們充分成長起來，所以並不會存在促排卵會使卵泡越來越少的情況。

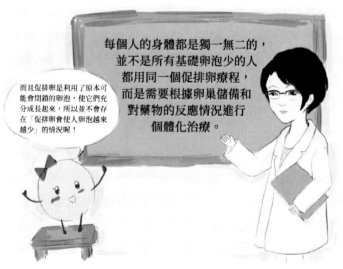

圖 5-7　制定個體化促排卵方案

# 十二、
# 卵泡少對做試管嬰兒有什麼影響？

俗話說，授人以魚不如授人以漁，正題之前先來學學「漁」。養魚要先有魚苗，日日精心餵養，魚長大後一網撒下去，捕撈的魚兒們各個肥碩鮮活，烹飪出一盤色香味俱全的紅燒魚。那麼如果最初的魚苗少，捕撈難度增加，那麼還能不能吃到紅燒魚呢？養卵如養魚，把基礎卵泡比作魚苗，促排卵藥比作魚食，獲卵如捕魚，魚苗多、魚食好才能收穫多多（圖 5-8）。獲卵數多少是建立在基礎卵泡數以及對藥物的反應之上的。

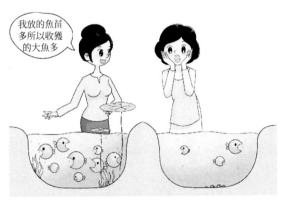

圖 5-8　獲卵數與卵巢竇卵泡個數有關

對於新鮮胚胎移植，需要合適的獲卵數（9 ～ 15 枚）才能獲得最佳妊娠率，減少超生理狀態的雌孕激素作用對內膜的影響。隨著冷凍技術的發展，凍胚移植被廣為接受。往往患者希

望收穫更多卵子，「取卵一次就足夠」。新鮮胚胎移植後，富餘的凍胚可在將來解凍後植入子宮。研究顯示，在安全範圍內，卵子數越多，移植 D3 卵裂期胚胎或囊胚機會增加，在單個取卵週期獲得的總體懷孕機率就越高，而流產率並不隨著卵子數增加而增加，兩次活產（一次移植活產後再次移植獲得活產）率增加。所以，「取卵一次就足夠」的方式，壓力最小，是醫患雙方共同追求的目標。獲卵數超過 4 枚，鮮胚移植後活產率已經很可觀，相信大多數人都可以達到這個標準了。獲卵數 10 枚及以上是比較滿意的情況。在獲卵數較少（4 ～ 9 枚）時，懷孕結果依然不會差太多。當獲卵數極少（1 ～ 3 枚）時，鮮胚移植活產率顯著下降，這種情況常見於高齡婦女或卵巢早衰的婦女，或許由於年齡帶來的卵巢衰老，或許存在病理和遺傳等因素，卵巢功能差，卵巢對內外源性激素反應不良，獲卵數減少，卵子品質下降，妊娠率下降，平均治療費用增加。因此，卵泡數量極度減少，對治療的影響是全方位的。如跟我們擁有的魚苗少，又不健碩，成長起來的魚更少，有些看起來病懨懨，讓魚宴之夢如同鏡中花、水中月。

可是，一盤紅燒魚只需要一條肥美之魚，懷孕只需一枚優質的胚胎。獲卵數如此之少了，養囊胚和胚胎活檢都已並非明智之舉，一個可移植胚胎的發育潛能是難以定論的。獲卵少，若能形成優良胚胎，就有移植機會，就有可能懷孕分娩。有些

患者獲卵數少，胚胎少而精，同時子宮內膜容受性良好，可能幸運地成功懷孕。有的患者胚胎不少，但品質欠佳，如果子宮內膜容受性不佳，則可能遭遇反覆移植失敗。卵子的數量固然重要，卵子的品質則更重要。如何提高每一顆卵子的品質日漸成為生殖領域的重要課題之一。

卵泡少的患者，需要精細的個體化促排卵方案，需要藉助內源性性激素，而並非全靠外源性激素過度使用。分段治療方案即先攢胚胎後凍胚移植可以提高累計妊娠率。「養卵三個月」，調整飲食、管理體重、生長激素長期治療、輔助藥品、中醫治療等均有不同程度的改善作用。值得注意的是，年齡依然是影響卵子品質的最關鍵因素，切不可盲目迷信輔助生殖技術而忽視適齡生育對自身健康的重要性。最後，無論卵泡多少，助孕都需要善於調整心態，克服焦慮，合理化自身期待，以平和的心態進行治療。

# 十三、
# 試管嬰兒中為什麼會促排卵失敗？

自然月經週期中，腦下垂體每月釋放的促性腺激素刺激一批卵泡發育，最終只有一個優勢卵泡發育成熟並排卵。而「試管」為了提高經濟效益，盡量在促排一個週期內讓患者獲得適

量的品質好的卵子，從而增加臨床妊娠率。採用控制性超促排卵，顧名思義，即在可控制範圍內，使用外源性促性腺激素，增加每週期卵泡的募集，解除機體每週期只有一個優勢卵泡發育成熟的「設定」，從而使多個卵泡同時同步發育並成熟。

大多數接受試管嬰兒助孕技術的患者都能在一個促排週期內獲得多個成熟卵子，並成功受精，形成品質較好的胚胎。而有少部分患者，往往在一個促排週期內不能獲得卵子或獲得個數極少卵子且品質差，不能受精或不能正常受精形成胚胎。原因是什麼呢？

不難發現，這樣的患者居少數，大部分是高齡或者卵巢早衰患者。閱讀過之前文章的你肯定了解到，女性 35 歲以後生育能力直線下降，卵巢內可用的卵子數量、品質均明顯減少。「巧婦難為無米之炊」，極差的卵巢功能，即便是用最好的藥，增加用藥劑量，也難以獲得滿意的獲卵數。並且，衰老是不可抗拒的自然力量，「已逝」的卵子不能復得。那麼，這類患者就只能放棄了嗎？不一定，有些患者，卵巢功能還沒有到完全沒希望的程度，有經驗的醫生可能會摸索其他促排卵方法，每個人對不同藥物的敏感性不同，有可能改變一種促排方式，可以獲得最好的結果。除此之外，患者的心情、身體狀態也會在一定程度上影響促排卵的結果，所以，如果促排卵失敗了，調整好心情，配合主管醫師，遵照醫囑進行下一個治療方案。

# 十四、
# 試管嬰兒促排有什麼副作用？

生殖科醫師根據患者個人情況，量身制定促排卵方案。促排卵藥物大多是激素，人們聞「激素」色變。知則不懼，下面我們簡要解讀一下大家非常關切的促排卵藥物的副作用。

## （一）促排卵藥物過敏反應和注射部位反應嚴重嗎？

促排卵藥物含有輔料和賦形劑，可能導致過敏反應，常見的是輕度至重度注射部位的疼痛、紅腫、淤血等注射部位不適，準媽媽們多能耐受。

## （二）超生理激素水平對身體有影響嗎？

為提高試管嬰兒成功率，需要獲取合適數目的卵子（10～15個），多卵泡發育帶來雌孕激素水平的超生理狀態。有些患者會感到頭暈、噁心、腹脹、乳房脹痛、體重增加等。另外，有些患者需要先負調控，雌激素下降，出現情緒低落、陰道乾澀、免疫力下降等症狀。但停藥後使用雌激素治療、補充維生素 D、加強營養等，症狀可以得到緩解。

## （三）促排卵能夠引起卵巢過度刺激症候群嗎？

獲卵數並非越多越好，有些高反應患者，由於卵子過度發育，容易出現卵巢過度刺激症候群（ovarian hyperstimulation syndrome，OHSS）。表現為卵巢囊性增大、尿量減少、腹／胸腔積液等，嚴重時心肺功能異常、肝腎功能受損、血栓形成等，嚴重者危及生命。隨著近年來促排卵方案的優化、拮抗劑方案的普及、嚴密動態檢測、胚胎凍存、OHSS 預防和診療管理的加強等，已罕見嚴重的 OHSS。

## （四）促排卵藥會加速卵巢衰老嗎？

每個自然月經週期都會有一批小卵泡被募集發育，自然狀態下只有 1 ～ 2 個卵泡能夠得天獨厚地主導化，其他卵泡則會萎縮。而在促排卵中，外源性促性腺激素持續供應，挽救了原本要萎縮的卵泡，並未加速卵泡池的募集釋放速度，也不會加劇卵巢衰老。取卵術後有些患者會發現月經推遲，大多可以在 2 ～ 3 個週期後恢復正常。

## （五）促排卵藥物會導致畸形和致癌嗎？

至今為止，尚未有促排藥物致畸作用的報導。尚未確定用促排藥物是否會增加不育婦女發生生殖系統腫瘤的機率。促排藥物可能會導致子宮肌瘤的增大、變化等，需由醫師定期監測，惡化的機率極小。

做試管促排之前，每個患者要例行術前檢查，若出現異常需要相應專科會診評估和治療，以保證患者能夠耐受促排卵藥物。醫師遵照促排藥物的適應症和禁忌，並結合臨床實踐合理

使用，將促排藥物劑量控制在安全範圍內，改善治療效果，避免不良反應，築牢安全壁壘。

# 十五、
# 什麼樣的促排卵療程才是最適合自己的？

自然週期中，女性的卵巢中每個月都有一批卵泡「甦醒」並開始發育。正常情況下，不同卵泡對激素的敏感度不同，所以在一個自然月經週期，僅會有 1 ～ 2 枚卵泡「脫穎而出」，走向成熟和排卵。

但是，茫茫「卵」海，我們無法準確地知道這一枚優秀的卵子具體什麼時候排出，「捕捉」到它的可能性就降低了許多，而且其他缺乏「養分」的卵泡也會萎縮然後消失……所以，在試管嬰兒技術的促排卵過程中，我們透過外源性「養分」供應給予卵泡足夠的生長條件，讓這一批卵泡「陽光普照，雨露均霑」，以這種方式培育出一大批卵子。

那麼，問題來了，促排卵療程眼花撩亂，聽說過的就有近數十種，怎麼樣才能知道哪種適合自己呢？是不是直接看價格選擇就行了？今天我們就為大家介紹，如何正確地選擇適合自己的促排卵療程。

首先，我們來看看促排卵療程都有哪些？長效型 GnRH 促

效劑療程、拮抗劑療程、超長療程、短療程、溫和刺激療程、黃體期促排卵療程、黃體素狀態下促排卵方案、自然週期療程……是不是有點傻住了？沒關係，我們先來為大家講解幾個常用的促排卵療程。

## （一）長效型 GnRH 促效劑療程

　　長效型 GnRH 促效劑療程是最常用的促排卵療程之一。適用於卵巢功能正常、對促排藥物會產生適當反應的患者。長效型 GnRH 促效劑療程促排卵的優點是負調控充分，控制性促排卵效果比較好，尤其是對於卵巢功能正常的女性優勢明顯，效果也比較好。

## （二）拮抗劑療程

　　拮抗劑療程屬於促排卵療程中的新生代，雖然出現時間比其他療程晚一些，但目前臨床應用與日俱增。適用於卵巢功能正常以及卵巢功能差的患者，更加適用於多囊卵巢症候群的患者。這個療程用藥的時間也比較短，前後大約 10 天，卵巢過度刺激症候群發生率低，臨床結果良好，費用也相對較低。

## （三）超長療程

　　超長療程，顧名思義就是需要的時間比較長的療程。一般適用於子宮內膜異位症、子宮腺肌症、多囊卵巢症候群或者普通長療程效果不佳的人，一般情況下需要 2 ～ 3 個月時間。此

療程可以改善骨盆腔內環境，提高妊娠率。

## (四) 其他療程 (圖 5-9)

1. 短療程　主要適用於年紀大、卵巢儲備功能差或對長療程反應不良的患者。

2. 溫和微刺激療程　主要適用於高齡、卵巢儲備差、曾患有雌激素依賴性疾病不宜大量促性腺激素促排卵的患者，以及其他療程結果不理想的患者。

3. 黃體素狀態促排卵療程（俗稱 PPOS 療程）　此療程適用於卵巢低反應、對拮抗劑過度敏感，以及其他促排療程效果不佳的患者。

4. 自然週期療程　適用於卵巢功能極差或其他療程得不到可利用胚胎或曾患雌激素依賴性疾病，不宜促性腺激素促排卵的患者。

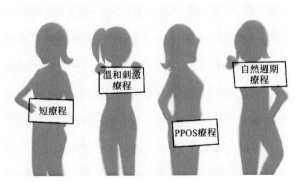

圖 5-9　個體化促排卵療程

談戀愛的時候我們知道，適合自己才是最重要的。促排卵療程的選擇也是如此，和醫生充分地溝通，醫生會根據患者的具體情況選擇一個合適的促排卵療程。這是助孕路上很重要的一步。所以，療程沒有優劣，適合的才是最好的。

# 十六、
## 做試管嬰兒促排卵時，超音波看到幾個卵泡，促排卵就能取出幾個卵嗎？

對於這個問題的答案是不一定。對於卵巢功能正常的女性來說，在自然週期中，在前一月經週期的黃體晚期和本次月經週期的卵泡早期，卵巢內會有一組寶卵泡（3～11個）在卵泡刺激素（FSH）的作用下一起進入生長發育軌道，這一過程稱為募集。募集後卵泡的生長主要依賴促性腺激素，尤其是FSH，只有FSH水平達到或超過一定閾值時，卵泡才能繼續生長，FSH閾值最低的一個卵泡，也就是對FSH最敏感的一個卵泡將優先發育成優勢卵泡，而其他卵泡將逐漸閉鎖。一個週期募集的卵泡可以有多個，但一般最終只有一個優勢卵泡發育成熟並排卵。而在試管嬰兒的週期中，需要採用的是控制性超促排卵，採用外源性的促排卵藥物，大多是外源性的FSH，使除優勢卵泡以外的其他卵泡也可以繼續發育，以達到不受自然週期的限

制、獲得多個成熟卵子的目的。

　　但是，在黃體期或卵泡早期超音波下看到的竇卵泡數，不一定就是最終可以取到的卵子數。有以下幾點原因：

　　1. 超音波的誤差　竇卵泡的直徑僅為 2 ～ 5mm，不同的機器、不同的切面以及不同醫生看到的竇卵泡數可能不同。直徑較小的竇卵泡可能會看不到，而卵巢內的小血管、小囊腫也可能會被誤認為是竇卵泡。

　　2. 每個卵泡對 FSH 的敏感性不同，每個患者對促排卵藥物的反應性也不同　起始的促排卵藥物劑量是醫生根據患者的年齡、BMI、基礎的生殖激素水平、竇卵泡數等計算出來的，只是一個經驗性用藥，每個患者的反應不盡相同，因此不一定每個卵泡都可以同步發育同時成熟。

　　3. 取卵時的損失　一般是「夜針」後的 34 ～ 36 小時取卵，但是一些患者，尤其是卵巢功能減退的患者，可能會存在提前排卵或者空卵泡的現象，導致取到的卵子數量小於之前超音波監測到的卵泡數。還有的患者可能由於肥胖、卵巢位置不好等原因，影響取卵手術操作，導致卵子的損失。

　　為了能夠取到最為合適的卵泡，選擇試管嬰兒技術助孕的女性一定要遵醫囑定期監測血激素狀態和超音波，按時打促排卵針和「夜針」。

# 十七、
# 試管嬰兒技術中怎樣判斷卵子品質？

　　試管嬰兒技術執行過程中，由於不是每個卵子都能受精，不是每個受精卵都能發育成有活力的胚胎，因此要從女性體內獲得多個卵子，才能保證有可以移植的胚胎，這就需要對女性進行促排卵治療。

　　在促排卵中，影響卵子品質的內在因素包括：患者的年齡、不孕原因和卵巢儲備。卵子品質的外部因素包括過度的卵巢刺激可能會損害卵子品質。在臨床中，通常透過雌激素來判斷卵子的品質，例如，一個成熟的卵泡相對應的雌激素約在 300pg/ml，若雌激素低於 200pg/ml，提示卵子品質可能較差。在胚胎培養室裡，對於卵子的品質又是不一樣的評估方法。卵母細胞的成熟主要包括細胞核的成熟和細胞質的成熟（見圖 5-10）。當卵母細胞與透明帶之間出現縫隙，第一極體在卵周間隙釋放，宣告了卵母細胞核的成熟，即卵母細胞進入第二次減數分裂中期（MII 期）。細胞質成熟後卵母細胞呈現出顆粒細胞排列稀疏、放射冠半透明的形態學特徵。成熟的細胞質應清晰、結構均一，內部的顆粒均勻清楚。

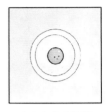 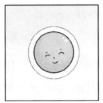 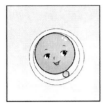

卵未完成熟期　　第一次減數分裂期　第二次減數分裂中期

圖 5-10　卵母細胞的逐漸成熟

　　根據卵丘細胞的數量和擴張的程度將卵丘 - 放射冠形態分四級。一級為卵未完全成熟期（GV 期），二級為第一次減數分裂期（MI 期），三～四級為 MII 期，級別越高，卵細胞的成熟度越高。

# 十八、
# 如何提高卵子品質？

　　常有人說起最適生育年齡是 25 ～ 30 歲，此時女性的卵巢功能和身體機能都處於較好的狀態。一旦年齡增大，尤其是 38 歲以後，卵巢功能急遽下降。那麼，在現有的年齡階段，如何來提高自己的卵子品質呢？

## （一）規律作息、保證睡眠充足

　　經常上夜班、熬夜的女性，容易月經失調、臉上長痘痘。這是因為作息紊亂後，女性的神經內分泌失調，腦下垂體和卵巢作為內分泌系統的一部分，其功能自然將受到影響，進而影

響卵泡的生長發育，表現為月經失調。所以，有生育要求的女性一定要規律作息，不要熬夜，保證睡眠充足。

## （二）健康減重、胖瘦適度

過胖和過瘦的體重都會影響到卵巢功能。過胖的女性容易出現代謝相關疾病，如胰島素抗性、骨質疏鬆、維生素 D 缺乏、高血脂、脂肪肝等。這些疾病將影響到卵巢激素的分泌和代謝，直接影響到卵子的品質。過瘦、過度的運動或體重突然大幅下降，也會影響卵巢功能，導致排卵不規律或無排卵。這是因為卵巢合成雌孕激素的原料來自脂肪組織，脂肪組織缺乏或急遽下降，無法供給原料，卵子自然長不好。

所以，有生育要求的女性一定要保持體重或 BMI 在正常範圍，適當運動，健康減重。

## （三）良好的身體狀態

此處主要是指女性的體內環境狀態。當存在甲狀腺功能異常、高泌乳激素血症、雄激素過多症、高胰島素血症或胰島素抗性、異常的凝血狀態或免疫狀態時，在這些異常的體內環境狀態下，卵子很難長得健康，應該先積極治療。

## （四）心情愉悅

緊張、焦慮等不良情緒出現時，神經系統其實在分泌有害物質，神經系統和內分泌系統緊密相連，這必定會影響內分泌

系統，也會影響到卵泡的生長發育。很多女性朋友可能深有體會，在高強度的、緊張的工作時，容易出現停經或月經紊亂的情況。等到這部分工作結束，心情放鬆下來後，月經也恢復正常了。所以，有生育要求的女性一定要保持愉悅的心情，盡量避免不良情緒或過大的精神壓力的干擾。

## （五）輔助用藥

不少女性朋友，尤其是年齡偏大的女性朋友在問，卵巢功能不好了，有沒有什麼藥物是可以治療的、逆轉的。很遺憾地告訴大家，目前並沒有發現或研製出「返老還童」神藥。

隨著年齡增加，卵巢功能下降，卵子品質也下降。我們嘗試透過使用脫氫表雄酮（Dehydroepiandrosterone，DHEA）、輔酶 Q10、生長激素等藥物或保健品來改善暫時改善卵子品質。這類產品主要透過補充卵子生長所需要的原料、減少卵子胞器的氧化或促進竇卵泡生長和粒線體功能等，來改善卵子品質。對於維生素 D 缺乏的患者，適當補充外源性維生素 D 和曬太陽也有益於卵泡的生長發育。

然而，目前輔助藥物具體的作用機制不是完全清楚，這類藥物並非對所有的女性都有作用，到底該不該用，需要就診諮商醫生。

## （六）促排卵治療

　　有少部分女性出現反覆的胚胎停育或自然流產，在排除其他原因之後，就應該考慮卵子本身品質不好，此時可以考慮促排卵治療。這部分女性缺乏正常排卵機制或調節機制，透過藥物促排卵之後，卵子品質能得到提高，往往可以獲得較滿意的妊娠結果。

## （七）胚胎培養室的個體化培養

　　對因為某些原因接受試管嬰兒治療的女性，尤其是高齡女性，卵子取出後，送到胚胎培養室對卵子的個體化培養。胚胎學家獲得不孕女性的卵丘細胞複合體之後，透過綜合評估，對不同卵子進行不同的培養，以提高卵子的品質，進而提高受精率和卵裂率，得到更多的優質胚胎。

　　透過了解這些改善卵子品質的方法，我們可以針對性地採取多種措施提高卵子品質。為了得到一個健康的寶寶，讓我們現在行動起來！

## 十九、 什麼是胚胎移植？

　　胚胎移植（Embryo Transfer，ET）是將體外受精後形成的寶貴胚胎移植入宮腔，是受孕的關鍵性步驟（圖 5-11）。胚胎移植

根據胚胎是否經過液態氮零下 196℃冷凍分為新鮮胚胎移植和凍融胚胎移植，根據胚胎在體外的發育天數又分為第 3 天卵裂期胚胎（D3）移植和囊胚（D5 或 D6）移植，有些患者經歷兩階段治療（Two-Step Embryo Transfer）等複雜療程，均由醫生和患者根據個人情況來共同決定。

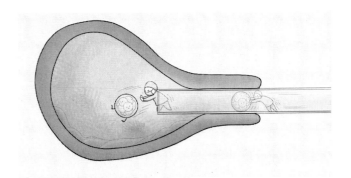

圖 5-11　胚胎移植

## （一）胚胎移植手術過程

　　胚胎移植前，患者需要適度漲尿充盈膀胱，這有利於醫生經腹部超音波下觀察子宮的大小、位置和形態等，迅速判斷移植管的方向和放入胚胎的位置。隨後，醫生用精細的移植套管，在胚胎學家、護理人員的協助下，將胚胎移植入子宮腔。由於移植管沿著陰道 —— 宮頸 —— 宮腔的自然管道走形，在沒有嚴重生殖道畸形、肌瘤壓迫等異常情況下，1 ～ 3 分鐘之內可以順利完成，手術本身危險程度極低，有些患者可能並無感

覺就發現醫生已經完成移植過程。對於某些移植套管插入困難者，需使用硬芯幫助移植，痛感極低。

## （二）移植後的胚胎情況

進入宮腔的微滴猶如米粒，宮腔線緊密貼合，將微滴穩穩包裹在宮腔。胚胎比針尖更小，卻有旺盛生命力，在宮腔游泳尋覓附著處，然後植入肥沃的子宮內膜中，發育成胎兒。儘管胚胎被直接植入子宮腔，由於輸卵管因素、子宮內膜因素、胚胎自身因素等情況，偶有胚胎遊走到宮外導致異位妊娠的情況，依然需要患者保持警惕。

## （三）胚胎移植後的結果

胚胎移植後著床於子宮內膜，胚胎滋養層細胞分泌人絨毛膜促性腺激素（HCG）入母血中。常規在移植後 12 ～ 14 天根據抽血查 HCG 值以及之後的超音波檢查，判斷生化妊娠、臨床妊娠或者妊娠失敗等待月經來潮。母體因素、精子因素、母胎免疫因素、胚胎自身因素及不明原因等均能影響胚胎移植的結果。有些不孕症的伴隨因素比如肥胖、高血壓、高血糖、代謝障礙症候群等，可能增加孕產期合併症風險，這些患者在備孕期間應聽從醫生的指導，加強預防措施，讓妊娠結果更好。

# 二十、
# 如何評估胚胎品質？

## (一) 為什麼要區分胚胎等級？

按照胚胎評分將其分級，一方面，是為了增加試管嬰兒的成功率。醫生在為患者進行促排卵後，理想狀態下獲取 10 ～ 15 枚卵子，但是並不是所有的卵子都能長成好的胚胎。有研究也表明，大劑量的藥物會增加卵子基因異常的機率，一批卵子形成的胚胎品質往往參差不齊。另一方面，胚胎分級是為了降低移植失敗或者流產的風險，為減輕患者的心理負擔和減少患者流產後帶來的生理上的痛苦，選擇優質的胚胎移植就顯得極為重要。這樣的優勝劣汰，為準父母們節約了時間和金錢成本，由此可見，胚胎時期就已是競爭激烈，適者生存了。

## (二) 胚胎的評分過程是個怎樣的體驗？

胚胎的發育是個持續進行的過程，在培養室中，胚胎學家首先要判斷精子與卵子是否結合，形成了受精卵。接著還需觀察，正常的受精卵是否分裂發育，第 1 ～ 3 天的胚胎發育為卵裂期胚胎，第 5 ～ 6 天就有可能發育至囊胚（圖 5-12）。在第 3 天、第 5 天、第 6 天的時候，胚胎學家均需要按照一套標準來對胚胎進行形態學的評價，得出評分。

卵裂期胚胎的評分系統與囊胚的評分系統是不一樣的。

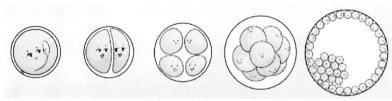

受精卵　2 細胞胚胎　4 細胞胚胎　8 細胞胚胎　　囊胚

圖 5-12　受精卵發育成胚胎

1. 卵裂期胚胎評分　按照受精卵分裂的規律，胚胎生長到第 3 天應該具有 8 個細胞。但在實際培養過程中，胚胎發育快慢不一，一般認為具有 6～10 個細胞的胚胎都具有較好的發育潛能，可用於移植。超出這個範圍的建議繼續培養，如果培養形成囊胚也可用於移植。胚胎在分裂過程中，產生的一些大小不一、胞質不均一的小小細胞（體積明顯小於卵裂球），稱之為碎片。碎片程度越低，胚胎發育潛能越好。胚胎內卵裂球大小是否均一及對稱？理論上，卵裂球進行一次分裂，胞質均勻等量分到兩個子卵裂球中；如果不是均一分配，會出現卵裂球大小差異明顯的現象。

2. 囊胚期的胚胎評分　與上述培養到第 3 天的卵裂期的評分方法不同，培養到第 5 天的囊胚主要是由囊胚腔、內細胞團、滋養外胚層組成。內細胞團將來發育成胎兒，而滋養層細胞將來分化發育為胎盤，為胚胎的著床及後續發育提供營養。

目前應用最為廣泛的是加德納（David Gardner）提出的囊胚

評價方法，從囊胚腔的擴張狀態、內細胞團和滋養外胚層的發育對囊胚進行評估。根據囊胚腔的大小和是否孵化，將囊胚發育分為 6 個時期，1 ～ 2 期的囊胚統稱為早期囊胚（EB），3 ～ 6 期的囊胚根據內細胞團和滋養層細胞均分為 A、B、C 三個等級，A 級：細胞數目多，排列緊密；B 級：細胞數目偏少，排列鬆散；C 級：細胞數目很少。正常情況下，內細胞團和滋養層細胞評分均為 C 級（CC）及以上的囊胚可以用來冷凍或者移植，比 CC 更差的囊胚建議放棄。

依靠外觀來評判胚胎的品質雖然存在一定的主觀性，但形態學評分是輔助生殖技術中應用最普遍的挑選胚胎的方法。依靠經驗和數據統計得出的結果也表明，這是一種較為有效的方法，基本可與臨床妊娠結果相匹配。但是，即使外觀最漂亮的胚胎也不能代表成功率一定 100％。有的患者胚胎品質特別好，但移植後卻沒有懷孕，這也是可以理解的，因為懷孕是一個非常複雜的過程，除去胚胎品質，女方年齡、子宮內膜的環境、母體激素水平及免疫狀況都會影響受孕。

「路漫漫其修遠兮，吾將上下而求索」，雖然最近幾十年輔助生殖技術飛速發展，但更精準的評估方法仍需要很長的時間來探索。

# 二十一、
# 什麼是可移植胚胎？

目前我們主要從形態學觀察胚胎對其進行評分。對於卵裂期胚胎，評分的內容包括細胞數、細胞均一性、細胞碎片比例。對於囊胚，評分的內容包括囊腔大小、內細胞團緻密程度和滋養層細胞數。

前面已經具體談過胚胎的評分，在此不再贅述。接下來，以第 3 天的卵裂期胚胎為例舉例說明哪些是可移植胚胎，哪些胚胎不適合冷凍或移植。

圖 5-13 中所示的是 8 細胞胚胎，卵裂球細胞均一性較好，無碎片，可以評到 3 ～ 4 分。這樣的胚胎我們認為具有較好的發育潛能，可以進行移植或冷凍。

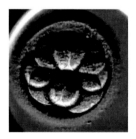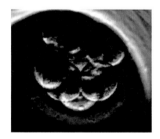

圖 5-13　第 3 天分裂期胚胎，兩圖均為 8 細胞胚胎

圖 5-14 中所示的是 6 細胞胚胎，第 1 個是沒有細胞碎片的，而第 2 個碎片較多。第 1 個 6 細胞胚胎可以用於冷凍或移植。

第 2 個 6 細胞則不適合冷凍或移植，因為碎片較多，發育潛能可能稍差，可以繼續培養，如果能培養成囊胚，此時再進行移植或冷凍。

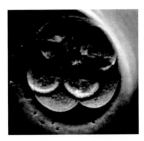 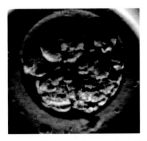

圖 5-14　第 3 天卵裂期胚胎，均為 6 細胞胚胎，右圖胚胎碎片較多

圖 5-15 中所示的是 4 細胞胚胎，但對於第 3 天的胚胎來說，細胞數是偏少的，一般認為第 3 天合適的細胞數為 6 ～ 10 個，在第 2 天時細胞數為 2 ～ 6 個都是可以接受的。在沒有更好的選擇時，這樣的 4 細胞胚胎可以用於冷凍或移植。但是，如果伴隨較多的碎片，碎片超過 50％，則不再適合冷凍或移植。

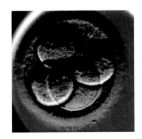 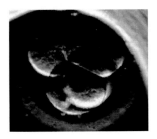

圖 5-15　第 3 天卵裂期胚胎，均為 4 細胞胚胎

　　圖 5-16 中所示的第 1 個是 3 細胞胚胎，有少量碎片；第 2 個是 2 細胞胚胎，沒有碎片。這兩個胚胎都是無法用於移植的，因為細胞數太少，發育太慢，沒有發育潛能可言。

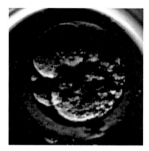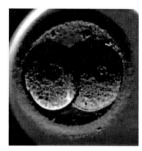

圖 5-16　第 3 天卵裂期胚胎，左圖為 3 細胞胚胎，

有碎片，右圖為 2 細胞胚胎

　　圖 5-17 中所示的這個胚胎可見數個卵裂球和許多小碎片，碎片＞ 50％，這說明細胞分裂不好，幾乎無發育潛能，這樣的胚胎不適合移植或冷凍。

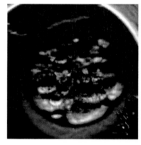

圖 5-17　第 3 天卵裂期胚胎，碎片較多（＞ 50％）

在這裡，第 3 天胚胎對細胞數的要求為 6 ～ 10 個。細胞數＜ 4 細胞的胚胎則直接丟棄；大於 10 個細胞的胚胎，如果碎片不多，可以繼續培養，如果碎片較多也將被丟棄。因為看到的所謂細胞其實就是碎片。

　　我們對碎片的定義為，直徑小於正常卵裂球的 1/3 的小泡。一個胚胎如果碎片超過 50％，則不會列入可移植胚胎行列，也無法繼續培養。如果碎片在 20％～ 50％之間，可以考慮繼續培養，但是很少進行移植或冷凍。如果碎片小於 20％，細胞數在 6 ～ 10 之間，可以考慮用於冷凍或移植。從這些可移植 / 可冷凍的胚胎中，再挑選最佳的胚胎。

　　為什麼細胞數太少或碎片太多的胚胎不適合移植或冷凍呢？因為這些胚胎注定沒有發育潛能，進行移植或冷凍需要花費不少錢，那麼患者的成本效益就很低了。明知沒有可能還繼續，滿懷希望轉變為失望，對患者會有一定的打擊。

　　另外，沒有發育潛能的胚胎在進行冷凍和解凍時，可能無法復甦。而發育潛能好的胚胎經過冷凍和解凍，復甦後跟冷凍前是毫無差別的。復甦失敗其實還是跟胚胎本身的品質有關。

# 二十二、
# 多原核受精卵是怎樣形成的？

在輔助生殖病歷的胚胎培養記錄表中，常常會在第一天的觀察中看到≥ 3 個原核（pronucleus，PN）的受精卵，這些受精卵被認為是異常受精的胚胎，無法用於移植。這種情況在有些患者的胚胎中發生率很高且在不同促排週期反覆出現。無論受精方式為體外受精（IVF）或單精子注射（ICSI），均可能生成≥ 3PN 的受精卵，這到底是什麼原因呢？

PN 就是包含父方或母方遺傳物質的顆粒。正常受精卵有兩個原核（二倍體），即雄原核（male pronucleus）和雌原核（female pronucleus），而異常受精卵有≥ 3PN。對於其發生機制，比較容易理解的就是多精子受精，由於卵細胞缺陷或其他原因導致一條精子與卵結合後卵細胞無法馬上阻止其他精子結合，從而形成多原核（多倍體）受精卵。

單精子胞漿內顯微注射（ICSI）的患者出現 3PN 的原因是什麼呢？可能的機制主要有 3 種：①減數分裂中，卵的第二極體未排出，最終形成三倍體受精卵；②第二極體已排出，但並非 23 條染色體都排出了（染色單體分離不完全），剩餘在卵子裡的染色體形成了另一個雌原核導致亞三倍體受精卵的形成；③第二極體排出正常，但卵內的 23 條染色體異常分離，導致多個雌

原核的形成。這些假說只建立在卵細胞和精子攜帶正常染色體的情況，但實際上精子和卵子本身可能就存在染色體倍數的異常增加或缺失。所以在實際操作中，很難分辨出現多 PN 的受精卵是由於哪種機制導致的異常。在縮時攝影觀測技術下可以發現部分異常原核的形成過程。相關研究顯示，在 IVF/ICSI 過程中反覆出現全部多原核受精卵，可能與某些基因的差異表達有關。除遺傳因素外，有研究稱促排過程中卵細胞過熟，或卵細胞受到高溫刺激也會增加多 PN 的形成。

多 PN 胚胎本身不具有移植價值，多 PN 胚胎形成率高的患者往往預後不佳。現在有研究利用顯微技術干預原核的形成，或者移除未排出的第二極體等，從而產生正常 PN 的胚胎，但目前尚未發現更改後的胚胎在著床率和活產率上有顯著的提高，而且這種方法並不適用於原核異常分裂的情況。

小小的原核承載了重要的遺傳物質，是胚胎正常發育的源頭。相信隨著技術的發展，多原核的機制會進一步補充，異常受精卵的修改技術也會進一步發展和完善。

## 二十三、
## 什麼是囊胚，什麼樣的囊胚品質好？

　　囊胚，即受精卵發育到第 5 ～ 6 天時形成的由內細胞團、囊胚腔以及滋養外胚層構成的胚胎。囊胚是胚胎體外培養的終極階段，也是人類胚胎植入母體的階段。相比於卵裂期胚胎，囊胚發育更加成熟並且更適合在宮腔環境中生長，所以囊胚移植可以獲得較高的胚胎植入率。

　　囊胚評分標準：根據加德納囊胚分級法（The Gardner grading system）對形成的囊胚進行分級。先根據囊胚的擴張和孵出程度將囊胚分成 1 ～ 6 級：

　　1 級：早期囊胚，囊胚腔體積＜囊胚總體積的一半；2 級：囊胚腔體積＞囊胚總體積的一半；

　　3 級：完全擴張囊胚，囊胚腔占據整個囊胚；

　　4 級：擴張後囊胚，囊胚腔體積較早期囊胚明顯擴大，透明帶變薄；

　　5 級：正在孵化的囊胚，囊胚正在從透明帶破裂口孵出；6 級：孵化出的囊胚，囊胚完全從透明帶中脫出。

　　3 ～ 6 級囊胚需對內細胞團（Inner cell mass，ICM）和滋養層（Trophoblast，TE）細胞進行評分。每個生殖中心的評分略有不同，筆者所在中心評分標準如下，ICM 評分：A 級，細胞數

目多，結合緊密；B 級，細胞數目偏少，結合尚緊密；C 級，細胞數目較少，結合較鬆散；D 級，細胞數目極少。TE 評分：A 級，細胞數目多，囊胚四周均有細胞分布；B 級，細胞數目尚可，囊胚四周均有細胞分布；C 級，細胞數目較少，上皮細胞較鬆散；D 級，細胞數目極少。將第 5 天或第 6 天評分 ≥ 3CC（ICM 和 TE 評分均為 C）的囊胚定為優質囊胚，視為可凍存的囊胚。

囊胚的培養是對胚胎的進一步篩選的過程。發育到第 3 天（卵裂期）的胚胎中，大部分是染色體異常的胚胎。而經過體外 5 ～ 6 天的培養，那些染色體異常的胚胎發育停滯或發生形態學的異常，只有少部分發育潛能良好的胚胎形成了漂亮的囊胚。在國內大多數實驗室中，形態學上最優秀的卵裂期胚胎，在第 3 天被優先冷凍，將剩下的胚胎進一步培養，淘汰了孱弱的、有明顯缺陷的胚胎，最終可以繼續發育的胚胎則形成囊胚。所以囊胚的形成是胚胎自身優勝劣汰的結果，需要理性看待囊胚培養，醫生會根據患者的實際情況，權衡多種利弊後，對胚胎的移植、冷凍或繼續培養做出最合理的選擇。

## 二十四、
## 試管嬰兒是移植第 3 天的胚胎好，
## 還是移植第 5 天的囊胚好？

　　胚胎移植是試管嬰兒中最後也是最重要的步驟，而移植胚胎的品質是影響試管嬰兒成功率的重要因素。正常生理情況下，胚胎將在排卵後 4 ～ 5 天發育成桑椹胚至囊胚階段時進入子宮。但在試管嬰兒中，由於培養條件的限制，移植胚胎的時間差異很大，大多在卵裂期進行胚胎移植。近年來隨著囊胚體外培養體系逐漸改善，有越來越多的中心在體外把胚胎培養至囊胚階段再進行移植，那麼到底是移植第 3 天的胚胎好，還是移植第 5 天的胚胎好呢？

　　首先，第 3 天的胚胎體外培養時間短，可以獲得較多的優質胚胎，但對胚胎的選擇程度有限。胚胎的形態學不一定反映胚胎的活力，而且與正常生理情況下相比，胚胎過早地進入子宮腔，與子宮內膜的發育不同步，胚胎著床之前在宮腔裡懸浮一段時間，因此需要選擇 2 個胚胎進行移植，增加了多胎妊娠的風險。

　　繼續培養至第 5 天增加了一次優選過程，延長的囊胚培養導致部分染色體異常且品質差的胚胎在體外發生了自然淘汰，對於本身胚胎數量少的患者來說延長培養就會存在無可利用胚

胎的風險，而對於獲得較多胚胎的患者來說則是優中選優，並且提高了胚胎 —— 子宮內膜同步性，更符合生理性著床過程。移植的時間處於黃體中期，此時女性生殖道宮頸黏液少，有利於移植的操作，且子宮收縮明顯減少，大大減少了胚胎被排出體外的機會。囊胚期胚胎較卵裂期胚胎體積更大，較難向輸卵管移動，可降低異位妊娠發生率。由於提高了著床率，使得單囊胚移植成為可能，因此可避免移植多個胚胎造成懷孕多胎的風險。

綜上所述，不同時期的胚胎移植各有優缺點，到底是移植第 3 天的胚胎還是第 5 天的囊胚因人而異，醫生會根據患者自身的情況，包括子宮內膜、激素水平以及胚胎數量、發育情況等綜合評估和決策。

## 二十五、
## 在胚胎實驗室中，
## 能否分辨出胚胎是男孩還是女孩呢？

很多對試管嬰兒不太熟悉的朋友都會問到這個問題，透過試管嬰兒技術可以選擇胎兒性別嗎？也會在進行試管嬰兒治療中的患者有這樣的困惑，是不是醫生已經知道了性別，只是不告訴我們呢？

針對這些問題，首先要說明兩點：

1. 胚胎的性別，是在精子和卵子結合的那一刻，就已經決定了。

2. 根據《人工生殖法》第 16 條第三款之規定，在國內實施人工生殖時「不得選擇胚胎性別」，若有醫院或生殖中心聲稱提供試管嬰兒性別篩選服務，均屬違法行為。

胚胎實驗室中的受精過程，和人體中自然的受精過程，從本質上都是相同的。決定性別的染色體，一條來自卵子的 X 染色體，另一條來自精子的 X 染色體或者 Y 染色。如果一條含 X 染色體的精子與卵子結合就會形成一個女性胚胎；相應地，一條含 Y 染色體的精子與卵子結合就會形成一個男性胚胎。在胚胎培養室中，胚胎學家並不會檢測精子究竟含有何種染色體，也就無從知曉胚胎的性別了。

那麼，是否能從胚胎的發育情況來推斷胚胎的性別呢？

精子與卵子結合形成胚胎以後，不論是何種性別的胚胎，它們在體外培養的過程中，在發育形態、發育速度、卵裂方式等方面，都沒有肉眼可以觀察出來的差異。胚胎學家們對胚胎品質進行評估時，還無法從外觀上來判斷胚胎的性別。

就目前的醫學技術而言，唯一能準確地判斷胚胎性別的辦法，就是生物學檢測。但是正如前文中所提到的，唯有夫妻任一方具有如血友病、色盲、脊髓性肌肉萎縮症等與「性別」相

關之遺傳疾病時，才得以透過基因篩檢方式得知胚胎性別，以排除及降低胎兒罹患遺傳疾病之風險。有許多的人類遺傳性疾病，如血友病，是有選擇地在不同性別的後代身上發病的。這類疾病透過性別選擇，可以有效地避免下一代繼續患病。這種能夠鑑別染色體類型，從而知曉性別的檢測，僅在胚胎培養室中是無法完成的，需要遺傳學基因檢測的專業儀器和手段才能共同完成。

## 二十六、
## 零原核（0PN）的胚胎可以使用嗎？

　　人類受精是一系列複雜的過程，精子進入卵子後，精子頭部解聚形成雄原核（PN），同時卵子被啟用，經過一系列轉化形成雌 PN。雌性原核形成一般是同步的，在受精後最早 6 小時直至 20 小時都可能觀察到雌雄原核，即 2PN，之後雌雄原核相互靠近，融合，原核消失，受精完成。因此，觀察到雙原核提示受精成功，雌雄原核融合是受精完成的象徵。

　　在臨床中，由於工作時間以及胚胎的培養環境問題，大多數生殖中心只在受精後 16 ～ 20 小時觀察原核的情況。若未觀察到原核，可能存在於以下幾種情況：①原核發育偏慢，受精時間延遲，觀察時間內尚未形成原核。②原核發育過快，在觀

察時間內卵子已經完成受精，原核已經融合、溶解。以上這兩種情況其實卵子成功受精，最終可以獲得正常胚胎。③卵子未受精。部分 0PN 可以發育卵裂期及囊胚期，其形態及胚胎發育速度與正常受精的 2PN 來源的胚胎相似，但它不是正常受精而來並不確定。

在臨床工作中，會優先選擇 2PN 來源的胚胎進行移植，但有的時候，尤其是對於年紀偏大、卵巢功能下降的患者，無法獲得足夠的 2PN 來源胚胎，那麼這時，0PN 來源的胚胎能否移植，是否安全呢？

為了探究 0PN 來源胚胎的價值，比較卵裂期 0PN 胚胎、囊胚期 0PN 胚胎與相應 2PN 胚胎的妊娠結果。其中 0PN 卵裂期 / 囊胚期胚胎共 368 個。研究發現，卵裂期胚胎中，0PN 胚胎妊娠率顯著低於 2PN 胚胎，而囊胚期胚胎中，0PN 胚胎妊娠率與 2PN 相似。研究認為，胚胎自卵裂期發育到囊胚期，也是選擇與淘汰的過程，當胚胎本身存在問題，那麼它很難進一步發育為囊胚，延長體外培養的時間，可以逐漸篩除非二倍體胚胎，增加正常胚胎的比例。最終，該研究 0PN 來源的胚胎中，共有 44 個寶寶出生，全部健康，認為 0PN 胚胎是安全的。

其他研究中，瑪諾爾（Danny Manor）、馬爾科夫（Mira Mal-cov）等人分析了 0PN 胚胎，發現部分 0PN 的胚胎是正常二倍體，認為可以用於胚胎移植。但是目前關於 0PN 胚胎的研究

相對較少，0PN 來源胚胎移植的安全性仍需要大樣本的研究和長時間的隨訪。一般情況下，0PN 來源的卵裂期胚胎不會進行移植，會繼續體外培養至囊胚期才會進行冷凍儲存。如患者無 2PN 胚胎時，在其充分知情同意的情況下，可以移植 0PN 胚胎。

另外，近年興起的縮時攝影胚胎觀測技術（Time-lapse）能動態觀察胚胎發育，其影像採集間隔時間短且固定（時間間隔一般為 5 ～ 20 分鐘），不僅可以對胚胎的形態進行動態的觀察，同時還可以得到胚胎形態發生改變的時間數據，並保證觀察過程中胚胎發育環境的穩定，可以為 0PN 胚胎的來源提供線索。

# 二十七、
# 胚胎移植後有哪些注意事項？

關於胚胎移植，很多朋友會有一些疑問，比如，我如廁的時候胚胎會掉出來嗎？我可以走動嗎？可以乘坐交通工具嗎？可以正常上班嗎？需要吃什麼藥嗎？以下為對這些問題予以回答。

## （一）關於胚胎是否會被「尿出來」？

一般移植術後都會讓大家至少平臥休息 10 ～ 15 分鐘，之後就可以自己走出手術室了。排尿是經過膀胱尿道，而不是子宮陰道，它們生理結構可是嚴格分開的，所以不用擔心胚胎隨小便排出體外。

## （二）關於是否需要臥床休息？

移植術後是不需要絕對臥床休息的，大家完全可以進行日常活動和工作。有研究顯示，臥床休息並不會提高著床率。當然，還是需要避免激烈運動、負重體力工作等。

## （三）關於乘坐交通工具

很多朋友會說，我移植完了要出差，要坐火車飛機回家之類。完全可以，至於像農用曳引機、摩托車、電動三輪車等顛簸大的交通工具，並不建議乘坐。

## （四）關於吃什麼

飲食方面，避免食用生冷刺激性的食物，營養均衡正常飲食即可。至於吃藥，還是要遵從那個最重要的原則：遵照醫囑！不要擅自加減藥量或者停藥，如果有異常出血或其他狀況請及時就診。

## （五）關於情緒管理

移植後大家要盡量保持良好的心境，不要過分焦慮。與其坐立難安地等待驗孕的結果，倒不如放鬆身心，坦然又自然地等待與自己的寶寶結緣。

# 二十八、
# 胚胎移植術後需要臥床休息嗎？

在經歷了前期調整、促排卵、取卵、等待胚胎訊息這一系列重重關卡之後，大家迎來了最後的挑戰：胚胎移植。放眼移植手術室，醫生在無菌操作下透過一個又細又軟的管子，把胚胎放置子宮腔內，結束！「什麼？這就結束了？」很多患者朋友們不敢相信最後的挑戰這麼輕鬆就完成了，渾身上下沒有任何關於移植手術的「回憶」，只有隱隱的尿意提醒自己完成了最後的環節，就等半個月後揭曉自己的最終成績了。

移植結束後，患者在床上躺了一會兒，就被告知：「可以回家啦！」她心中可能惴惴不安，心想：「要慢點起來才行！對！還要夾緊腿走路，這要是一不小心小寶貝滑落出來，就都白忙一場啦！回到家，趕緊躺在床上，睜大眼睛計算公布的日子……」

那麼問題來了，胚胎移植術後真的需要做到這麼謹小慎微嗎？移植後是不是一直臥床休息才有利於胚胎著床呢？

答案是 NO ！首先，胚胎的體積非常之小，要用顯微鏡放大幾十倍甚至數百倍才能觀察到。其次，子宮內膜和胚胎之間有相互的黏附作用，所以胚胎是不會掉下來的。最後，有科學研究發現，移植後進行適當運動，如散步、適度工作，有助於提高妊娠率。卡西尤納斯（Laurentiu Craciunas）為此專門有一篇綜述分

析，納入了 4 個隨機對照試驗的 757 名接受胚胎移植患者，結果發現移植後臥床休息的患者，臨床妊娠率和活產率並沒有增加，反而降低了（圖 5-18）。焦慮的情緒會明顯影響試管的結果。

所以大家移植完之後要充分放鬆，正常生活，以最好的心態迎接小天使的到來。

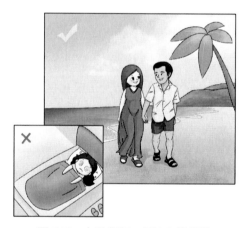

圖 5-18　久臥傷氣，保持心情舒暢

二十九、
試管嬰兒胚胎移植放的胚胎個數越多越好嗎？

在試管嬰兒移植過程中，可以移植一個或多個胚胎。有些人認為隨移植胚胎數的增加，妊娠率會呈增加趨勢，所以胚胎放得越多，成功率也會越高。然而，隨著移植胚胎數的增多，多胎妊

娠的發生率也會升高。多胎妊娠會為母子帶來一系列的併發症，多胎妊娠的母親在孕期間更容易發生糖尿病、高血壓等妊娠期症候群，而且產後出血的風險也會相對較高。此外，多胎妊娠比單胎妊娠更容易出現早產、胎兒發育遲緩、胎兒畸形等問題。

其實這不難理解，胚胎著床不僅對女性子宮環境有一定的要求，還需要足夠的養分和孕激素，如果同時放置的胚胎過多反而會加大著床的難度。孕期母子面臨的困難和風險也會更多。

減胎手術可以作為多胎妊娠的補救措施，甚至有些多胎妊娠早期會發生自然減胎。然而更多的學者發現，多胎妊娠者即使減胎後單胎分娩，其新生兒低出生體重及畸形風險仍高於單胎妊娠分娩者。人體對死亡的胎兒及其附屬物的吸收，以及吸收過程中產生的細胞因子和前列腺素物質，仍可能影響剩餘胚胎的繼續發育。因此，多胎減胎作為多胎妊娠後的補救措施，並不是降低或避免母嬰風險的最佳臨床策略。

因此，隨著體外培養技術的改進，改善胚胎品質和子宮內膜的容受性，從而提高胚胎的植入率，可有效減少移植的胚胎數量，降低多胎妊娠的發生率。透過增加移植胚胎數目來提高妊娠率的做法弊端極大，已經被大多數生殖中心屏棄。

大量研究顯示，在有足夠優質胚胎的情況下，將移植胚胎數減少至 2 個，可以獲得較理想的臨床妊娠率，同時可明顯減少多胎妊娠的發生。

# 三十、
# 為何提倡單囊胚移植？

## （一）什麼叫單囊胚移植？

顧名思義，單囊胚移植就是在取卵後第 5 天移植一枚囊胚。

## （二）單囊胚移植有什麼好處？

人類輔助生殖技術治療真正意義的成功是獲得單胎足月活產兒。傳統的 IVF 治療常根據年齡選擇移植 2 ～ 3 枚卵裂期胚胎，在提高了臨床妊娠率的同時也增加了多胎妊娠及卵巢過度刺激症候群風險。

多胎妊娠易導致流產、早產、胎兒宮內發育遲緩、妊娠期高血壓疾病等不良妊娠結果，被視為輔助生殖技術的嚴重併發症，不是成功的助孕結果。多胎妊娠將嚴重增加週產兒發生率、死亡率、流產、早產及剖宮產率。雙胎妊娠出生後為小於胎齡兒。雙胎、三胎及四胎，至少有一個出生缺陷孩子的機率為 7.4%、21.6% 及 50%。雙胎及三胎妊娠發生腦性癱瘓的機率分別為單胎妊娠的 6 倍及 10 倍。聯合國的研究顯示，體外受精-胚胎移植（IVF-ET）中 56% 的花費都與多胎妊娠相關，IVF-ET 雙胎妊娠及三胎妊娠的費用分別是單胎妊娠的 3 倍和 10 倍。

為此，生殖專家們一直在尋求一個可靠的解決方法。目前，臨床上降低多胎妊娠的有效方法有兩種：一是施行減胎術，

二是減少移植胚胎的數目。前者是一種補救性手段，而後者是
積極的預防性手段。

## （三）為什麼選擇單個囊胚而不是單個卵裂期胚胎呢？

　　研究證實，移植單個囊胚的臨床妊娠率明顯高於移植單個
卵裂期胚胎。這提示囊胚可能是實現單胚胎移植的理想時期。
囊胚是卵裂期胚胎之後的一個重要發育階段，形態上經歷了細
胞融合、囊胚腔出現及囊胚腔擴張的變化。在這個過程中，發
育潛能差及染色體異常的卵裂期胚胎發育將停滯，品質好的卵
裂期胚胎才能發育至囊胚期。

## （四）是不是所有人都適合做單囊胚移植呢？

　　目前僅有約 50% 的卵裂期優質胚胎可發育到囊胚，如果完
全進行囊胚培養，將有 20%～ 40% 的患者可能因沒有胚胎發育
到囊胚而取消移植。

　　所以，高齡、胚胎品質差、既往 IVF 失敗的患者，不建議
全囊胚培養和移植。其他患者也要根據第 3 天胚胎的數量和品
質做決定。這就叫做選擇性單囊胚移植。

## （五）選擇性單囊胚移植的展望

　　許多研究發現囊胚移植有著更高的植入率，選擇性單囊胚
移植既能提高累積妊娠率，又能保證每移植週期妊娠率，還能
降低多胎妊娠率，減少卵巢過度刺激的風險。

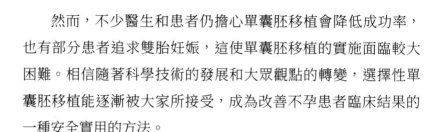

　　然而，不少醫生和患者仍擔心單囊胚移植會降低成功率，也有部分患者追求雙胎妊娠，這使單囊胚移植的實施面臨較大困難。相信隨著科學技術的發展和大眾觀點的轉變，選擇性單囊胚移植能逐漸被大家所接受，成為改善不孕患者臨床結果的一種安全實用的方法。

# 三十一、
## 胚胎移植後需要使用黃體酮嗎？

　　在進行試管嬰兒胚胎移植後，大多數患者需要使用黃體酮。可能有的患者朋友會問：「為什麼試管嬰兒胚胎移植後需要黃體支持呢？而且聽說鮮胚凍胚移植黃體支持的療程好像還不相同，這是什麼原因？」

　　大家知道，自然懷孕一般是不需要額外補充黃體酮的。因為排卵後會形成月經黃體，分泌黃體酮，受精卵著床後會分泌HCG 刺激月經黃體，使之轉變成妊娠黃體，持續分泌黃體酮來維持懷孕，直到胎盤形成。

　　那麼在進行試管嬰兒胚胎移植之後如何衡量是否需要黃體支持呢？我們先來看看胚胎移植的種類：鮮胚移植和凍胚移植。

　　鮮胚移植是指在促排取卵後隨即移植卵裂期胚胎或囊胚。由於促排卵後體內 LH 缺乏，取卵之後黃體細胞數量減少，黃體

功能下降，無法分泌足夠的孕酮來維持懷孕，這時就需要補充一定劑量的黃體酮了。

凍胚移植則是取卵後使用胚胎冷凍技術，將胚胎冷凍儲存，以後在某個月經週期內的合適時間點，將胚胎解凍復甦，移植入子宮腔內。

不同於鮮胚移植的是，凍胚移植的子宮內膜準備療程有三種：自然週期、促排卵週期以及人工週期。不同療程所需的黃體支持根據具體情況也是需要區別對待的。

## (一) 自然週期子宮內膜準備療程

主要用於月經較規律、卵泡品質好的患者。部分女性在自然週期排卵後進行凍胚移植時，可能也會存在自身黃體功能不全，因此，是否需要黃體支持請聽醫生建議 (圖 5-19)。

## (二) 促排卵週期子宮內膜準備療程

主要用於月經不規律或月經規律卵泡品質欠佳的患者。因為促排卵藥會影響黃體功能，此時需要補充外源性黃體酮進行黃體支持。

## (三) 人工週期子宮內膜準備療程

主要是指使用雌激素和孕激素模擬月經週期的激素分泌。因為使用藥物負調控抑制腦下垂體，沒有卵泡生長；或因為使

用大劑量雌激素抑制卵泡生長，無法形成黃體，沒有內源性雌孕激素分泌，這時需要劑量相對較大的黃體酮進行黃體支持。這種方法一般適用於月經極不規律，或存在子宮內膜炎、子宮內膜異位症的患者。

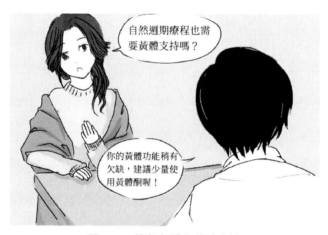

圖 5-19　進行個體化黃體支持

醫生會參考病史和雌孕激素水平來判斷黃體支持是否充分，從而決定黃體支持用藥的種類和劑量。從藥物效果來看，「打針」和「塞劑」並沒有太大的差別。從使用上來說，「塞劑」可以自己操作，用起來更方便。

充分的黃體支持是實現試管嬰兒成功目標的關鍵步驟之一。當然，每個人情況不一樣，選擇的療程也不同。即便是同樣的療程，在具體用藥方面可能也會有差異，具體情況還是要聽醫生安排。

# 三十二、
# 胚胎移植成功了，就代表懷孕了嗎？

胚胎移植以後就一定能懷孕嗎？這是不一定的，懷孕過程受多方面因素影響，下面我們就來仔細說一說。

首先，我們來看看什麼是懷孕。懷孕用醫學專業用語稱做「妊娠」。懷孕過程的開始動作，專業詞彙稱做「著床」。也就是早期胚胎和母體子宮壁結合，從而建立母子間結構上的連繫以實現物質交換的過程。用通俗的話來講，就是「種子」寶寶在媽媽的子宮裡找到了合適的「土壤」，紮根了。

而這整個過程並不是一瞬間能完成的，而是需要一定的時間，逐步進行。

那麼胚胎移植過程又是怎麼回事呢？胚胎移植的大致過程，在胚胎培養室中培養了 3 ～ 6 天的、經過胚胎學家們篩選的優質胚胎，透過移植管，由醫生將他們直接送到媽媽的子宮裡。

移植後，並不會馬上知道胚胎是否著床，而是在移植後 12 ～ 14 天進行驗孕。也有患者會將這 14 天戲稱為「抓狂 14 天」。但其實，在這段看似漫長的時間裡，胚胎也在爭分奪秒地努力著（圖 5-20）。

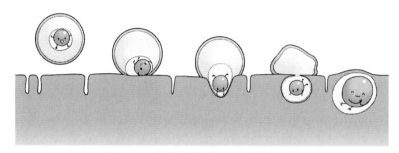

圖 5-20　胚胎種植到子宮內膜的過程

## Day0

1 ～ 2 枚第 3 ～ 6 天的胚胎被移植了。

## Day1 ～ 3

受精卵從卵裂期胚胎或囊胚狀態，在母體內繼續發育，細胞快速分裂，從囊胚腔中逐漸孵化並溢出，做植入的準備。

## Day4

受精卵黏附在子宮內膜上準備著床，醫學上稱之為「定位」。

## Day5

受精卵產生一種蛋白質分解酶，溶解和它接觸的子宮內膜。受精卵將自己慢慢埋入子宮內膜的功能層中，「植入」過程開始。

## Day6

受精卵埋入子宮內膜，被完全覆蓋，植入過程完成。受精卵生長迅速，合胞體滋養層發育，伸出許多呈均勻絨毛狀的細胞突起，侵入子宮內膜的肌層和血管中。而滋養細胞分泌的 HCG 會隨著受精卵的發育而越來越多。

## Day7 ～ 9

在受精卵植入的地方，形成最早的胎盤組織，來自母體循環系統的血液開始在胎盤內循環，與胚胎進行物質交換。

## Day10 ～ 14

此時母體血液中和尿液中的 HCG 已經升高到了一定水準，從而用驗孕試紙也大多可以看到雙槓。

所以，胚胎移植成功並不一定就能懷孕，小胚胎們還需要經過這些一連串的努力呢。準媽媽們也切勿太過心急，為「寶寶」們留出足夠的時間來完成。

## 三十三、
## 哪些原因醫生會建議患者取消新鮮胚胎移植？

試管嬰兒作為一種較為先進的助孕手段，很多人期待著能夠在這一醫學技術的幫助下盡快懷孕，這種心情是可以理解

的。然而，有的患者在取卵及獲得胚胎後被告知暫時不適合進行新鮮胚胎移植，需要先把胚胎冷凍起來，再耐心等待一段時間。有人不禁會問：為什麼我不適合新鮮胚胎移植？哪些原因醫生會建議取消新鮮胚胎移植？

## （一）卵巢過度刺激症候群風險的患者不建議新鮮胚胎移植

卵巢過度刺激症候群（Ovarian Hyperstimulation Syndrome，OHSS）是促排卵後較為常見的一種併發症，多見於促排卵之後獲卵數目多、雌激素濃度較高的患者，取卵後往往伴有卵巢增大、腹腔積液、腹脹等症狀，血液處於一種高凝血狀態，具有血栓發生及器官受損的風險，懷孕會加重 OHSS，從而使母體處於更加危險的境地。但這又是一種自限性疾病，隨著取卵後時間的延長，配合醫生的治療後，症狀會慢慢好轉，到來月經之後相關風險就會大大降低。因此，患者發生 OHSS 的風險較大，醫生往往會建議取消鮮胚移植，先治療 OHSS，以後再進行冷凍胚胎的移植。這樣對母親和胎兒都是安全的。為了安全，等待是值得的。

## （二）子宮內膜存在問題時不建議進行新鮮胚胎移植

當獲得胚胎後，就相當於獲得了「種子」，那麼種子種植的土壤──「子宮內膜」是否合格也需要進行評估。子宮內膜

息肉、子宮內膜形態欠佳、子宮內膜炎、子宮完全性縱隔等情況，均說明「土壤」可能存在問題，暫時不適合種植「種子」。這種情況下，醫生往往建議患者先治療子宮內膜，再進行胚胎移植。所以，為了提高成功率，先把「土壤」收拾好，再種苗。

## （三）子宮內膜與胚胎發育不同步，取卵前孕酮升高

一般情況下排卵後孕激素水平升高，孕激素作用到子宮內膜後，將子宮內膜轉化成為一種「易孕」狀態，從而形成有助於胚胎著床的「空窗期」。這種轉化是在排卵後完成，與胚胎形成的時期具有一定的「一致」性，著床「空窗期」出現過早或者過晚，都將影響胚胎的著床。著床「空窗期」出現的時機受孕激素的影響，有的患者在排卵前就出現孕酮的升高，使子宮內膜提前轉化，將導致子宮內膜著床「空窗期」與胚胎發育不同步，從而降低成功率。此外，除孕酮升高之外，胚胎發育慢也是一個因素，比如第 3 天胚胎只有 4 細胞，也可能會建議胚胎冷凍。

## （四）輸卵管積液、子宮巨大肌瘤、身體其他疾病不適合受孕

輸卵管積液對胚胎著床具有不良的影響，遇到這種情況，要先把胚胎冷凍起來，將積水處理後再進行胚胎移植。此外，巨大子宮肌瘤影響宮腔形態或受孕後可能進一步增大等情況，需要先對肌瘤進行處理。身體如果發現其他疾病，如感冒高燒

（短期內不能恢復）、其他器官系統疾病，需要先治療時，也建議先將胚胎進行冷凍，待身體恢復後再移植凍胚。

## 三十四、
## 冷凍胚胎有風險嗎？

　　試管嬰兒技術，即體外受精 - 胚胎移植，有兩個非常重要環節：一個是促排卵，獲得一定數目的卵子，與精子在培養液中受精形成受精卵，培養成胚胎；另一個就是胚胎移植。胚胎移植分為新鮮胚胎移植和凍融胚胎移植。兩種方式各有利弊，臨床上會綜合考慮患者情況進行選擇。

　　隨著胚胎冷凍技術的發展與成熟，我們可以將體外受精獲得的胚胎擇優冷凍起來，選擇合適的時機再移植入不孕女性體內，實現了一次取卵以供多次移植，並且減少了卵巢過度刺激症候群（OHSS）的發生率，同時為子宮內膜情況欠佳的女性爭取了治療時間。現在最為安全可靠且廣泛應用的是「玻璃化冷凍技術」，這種技術使用高濃度的冷凍保護劑處理胚胎，快速降溫，細胞內外均達到玻璃化狀態，避免細胞內冰晶形成對細胞造成損傷，而後將胚胎儲存至液態氮中（零下 196℃），使細胞暫停代謝，保持冷凍前狀態。該項技術的胚胎復甦率可接近100%。並且，很多研究結果表明，凍融胚胎移植的臨床妊娠

率、活產率以及妊娠丟失率等與新鮮胚胎移植無明顯差異。當然更深層次的細胞學、分子學的研究急待我們去探索，該項技術也會隨之愈加完善。

但不少患者對凍融胚胎移植仍存有疑慮。無疑，沒有任何一項技術是完美的，其中肯定會存在風險，但是任何技術的使用與否，其價值所在，均需綜合考慮利弊，而非一個絕對性的評判。

# 三十五、
## 冷凍胚胎和新鮮胚胎移植的成功率一樣嗎？

移植鮮胚還是移植凍胚，什麼時候能移植，是很多患者都問過的問題，尤其是對於懷孕渴望已久的患者來說，移植鮮胚可以縮短很多等待的時間，那麼，移植鮮胚和凍胚的成功率一樣嗎？

有一項研究，研究對象均是第一次做試管嬰兒助孕治療的患者，年齡在 20 ～ 35 歲，月經週期在 21 ～ 35 天之間，有正常的排卵，因為輸卵管因素或男方因素導致不孕，並排除單側卵巢切除史、復發性流產、多囊卵巢症候群或子宮異常（如子宮內膜異位症、黏膜下肌瘤、宮腔沾黏、瘢痕子宮等）以及其他影響妊娠的慢性疾病，在拮抗劑療程中隨機分成鮮胚移植和第一週期凍胚移植兩組，進行隨機對照試驗研究。結果發現，兩組患者的臨床妊娠率、持續妊娠率、妊娠丟失率及活產率均沒有顯著差異，但

是凍胚移植組中重度卵巢過度刺激症候群的發生率要低於鮮胚移植組。而根據另外一項多中心的隨機對照研究，對於多囊卵巢症候群的患者，凍胚移植組的活產率要明顯高於鮮胚移植組，並且妊娠丟失率和卵巢過度刺激的發生率要低於鮮胚移植組，不過凍胚移植組的子癇前期風險要高於鮮胚移植組。

　　因此，是否移植鮮胚要根據患者取卵後卵巢和子宮內膜的狀態來決定，如果存在卵巢過度刺激的風險、子宮內膜的情況不適合胚胎著床或者合併其他疾病需要治療後再懷孕，可以全胚冷凍後再擇期移植。如果不存在以上移植鮮胚的禁忌，那麼鮮胚移植和凍胚移植的成功率是一樣的（圖 5-21）。移植鮮胚還是移植凍胚，需要醫生根據取卵後的具體情況來決定。

## 三十六、
## 做試管胚胎冷凍可以冷凍多久？
## 胚胎品質會下降嗎？

　　人類胚胎的冷凍是指透過採用某種特殊的技術將試管患者的胚胎冷凍儲存起來，以用於將來的胚胎植入；當胚胎在慢速冷凍或者玻璃化冷凍的條件下，被最終儲存在液態氮中的過程，叫做冷凍胚胎；若經過解凍復甦後進行移植，則被稱為凍胚移植。

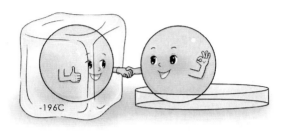

圖 5-21　冷凍胚胎和新鮮胚胎

目前，用於人類胚胎冷凍的方法可分為兩大類：慢速冷凍法和快速冷凍法。

## (一) 慢速冷凍法

以冷凍保護劑處理後，在電腦控制的冷凍程序下，降溫至零下 120℃，最後將胚胎放在零下 196℃的液態氮中長期儲存。

## (二) 快速冷凍法

應用高濃度防凍劑，透過快速降溫越過冰晶形成的階段，不發生結晶即可固化，使溶液形成一種無規則結構的穩定玻璃狀固體，且保持液態時正常的分子和離子分布，直接投入液態氮中儲存。

截至目前，全球研究中，透過冷凍胚胎技術而活產的最長儲存時間是 25 年，專家通常建議凍存胚胎盡可能在 5 年之內使用，擬再生育者，最長儲存和臨床使用期限不要超過 10 年。

從科學角度分析，冷凍的胚胎在零下 196℃的情況下，其代

謝幾乎完全處於靜止狀態，不會衰老。所以，儲存時間長短對
其發育潛能及健康狀況沒有顯著影響。經過多年反覆的臨床研
究結果驗證，冷凍胚胎解凍後的損害很小。原則上來講，只要
在胚胎復甦的過程中胚胎能夠成功復甦移植到女性子宮內並能
夠正常著床，各項臨床指標檢測均正常，一般情況下出生的嬰
兒都很健康。

# 三十七、
# 試管嬰兒治療技術的成功率是怎麼計算的？

　　首先我們要明確的是，成功率因人而異。同樣的醫生、促
排卵過程、培養胚胎的裝置、操作人員，不同患者間成功率可能
會存在很大的不同。其最大的原因，就是兩個人的身體條件不一
樣。身體條件包括夫妻雙方的很多因素：女方的年齡、卵巢功
能、卵子成熟度、子宮環境等，男方的精子活力、畸形率和精子
DNA 碎片化程度等。在胚胎植入時的子宮內環境，對於胚胎的
著床十分重要。即便是年齡和卵巢功能很相似的人，在不同月經
週期的子宮內環境也可能存在很大的不同，所以成功率是與每個
人的具體情況息息相關的。最常用的指標為「臨床妊娠率」。簡
單說就是懷孕數 / 移植週期數。例如，一個機構做過 100 次（週
期）移植，有 50 次懷孕，那麼臨床妊娠率就是 50%。這個成功

率簡單、好理解，但是缺點很明顯：試管嬰兒懷孕後還有很大機率流產、子宮外孕、畸形……導致無法正常產下寶寶。以懷孕作為成功指標，算出來的成功率，是肯定偏高的。

另一種常用的判斷指標是活產率，即活產分娩數／移植週期數。例如，一個機構做過 100 次（週期）移植，其中有 30 次生下存活寶寶，那麼活產率就是 30％。這一指標更接近患者的心理預期，也更反映一個機構的真實技術水準。

其他計算指標還包括：①生化妊娠率：生化妊娠週期數／移植週期數 ×100％；②種植率：胎囊數目／移植的胚胎數目 ×100％；③持續妊娠率：持續妊娠週期數／移植週期數×100％。這些指標往往更多地用於科學研究數據的描述。

成功率裡面這麼多細節要注意，那我們該怎麼看待成功率數據和排名？

由於簡單、直觀，各個機構都願意提出成功率讓潛在客戶參考。但由於競爭、人為操作、過度鼓吹等問題，讓這個指標的價值一直在下降。普通患者還是把這個數字作為參考指標，了解相關生殖中心大致表現，但萬萬不能迷信，甚至還要小心只拿成功率說事的機構。如果可能，請針對自身情況提供檢查報告，從而獲得完全針對自己情況的預估（比如一個 38 歲患有糖尿病的準媽媽，看了半天 30 歲健康女性的試管嬰兒成功率，實在是毫無意義）。

最後給大家的幾點小建議：

（1）不要迷信成功率。

（2）盡快獲得針對您自己的個體化診斷。

（3）無論其他條件如何，育齡女性年齡越低，成功率越高！只要考慮做試管嬰兒助孕治療，就一定要趁早。

了解這麼多，準父母千萬不要灰心，不如看看自然懷孕的成功率是多少：20 ～ 30 歲健康女性在一個排卵週期中的妊娠率只有 20%～ 25%，35 ～ 40 歲只有 5%～ 18%。即使是自然懷孕，成功機率也完全不像我們想像的那麼高！

## 三十八、
## 影響試管嬰兒成功率的因素有哪些？

胚胎由卵子和精子受精形成，胚胎品質與卵子和精子品質息息相關，以下情況都會影響胚胎品質：①女方年齡過大，卵巢功能低下，卵子品質也開始下降；②男方精子畸形率很高或DNA 碎片化程度很高；③夫婦有染色體異常時，胚胎染色體異常的機率會增加，移植失敗、胎停育等情況的發生率也會增加（即便雙方無染色體異常，也有一定機率形成異常的胚胎染色體）；④子宮內膜作為胚胎種植的土壤，如果過厚或過薄，或者有其他的病變都不利於著床。比較適合胚胎著床的內膜厚度一

般在 8 ～ 13mm，回音均勻，沒有炎症、息肉、增生、積液等病變。如果不滿足上述條件，可能會減小胚胎著床成功率，或增加自然流產的機率。

　此外，影響因素還包括體內的內環境，如激素濃度、代謝狀態、血液運輸等。不正常的激素如雄激素過多症、高泌乳激素血症，或維生素的缺乏、甲狀腺功能的異常、免疫系統的異常、胰島素抗性等，都可能影響胚胎的著床和發育。輸卵管積液則可能毒害胚胎或沖刷胚胎。

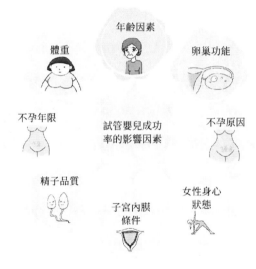

圖 5-22　影響試管嬰兒成功率的因素

　上述可能影響胚胎著床的因素（圖 5-22）都應該在懷孕前改善。

　　每位患者都是獨立的個體，任何促排卵療程和保胎療程都應該量身定製。根據患者的年齡、卵巢功能、體重、不孕年限、不孕原因等選擇合適的促排卵療程，可以得到最佳數目和最優品質的卵子，同時減少併發症的發生。

　　年齡是影響懷孕成功率最原始的因素。隨著年齡的增加，女性的卵巢逐漸衰老，卵子的品質逐漸下降，男性的精子亦是如此。面對自然規律，生殖科醫生也束手無策，沒有返老還童的神藥。我們說的適齡結婚生子，一般都是在 35 歲以前；35 歲之後，不孕症發生率大大升高，自然流產和胚胎停育的發生率大大升高。

　　所以，建議女性朋友們在 35 歲以前解決生育問題，如果 35 歲前後發現有問題應該及時就診，不能再等待。

## 三十九、
## 如何提高試管嬰兒的成功率？

　　很多在生殖中心做試管嬰兒助孕的朋友們，因為需要一起做各項的檢查，或者安排在同天手術，大家會互相熟悉，但最後的胚胎數、胚胎評分以及臨床妊娠情況都會有很大的差異。很多人會問：「為什麼她的胚胎比我的好？為什麼她的成功率比我高呢？」那麼如何才能提高試管嬰兒的成功率呢？

## （一）提高精子及卵細胞品質

　　精子和卵細胞的品質相當程度上決定了胚胎的品質和試管嬰兒的成功率。日常生活中，男女雙方都要注重鍛鍊，男性過度肥胖會導致腹股溝區溫度過高，影響精子的發育；女性的肥胖會造成體內激素的紊亂，影響月經週期的規律以及排卵。健康的飲食也是必不可少的，人體內的礦物質和微量營養素，尤其是鋅、硒元素對男性生育力具有同樣重要的影響，同時幫助提高精子活動的能力以及受精等生殖生理活動。遠離放射性物質、高溫、汙染的環境，降低精子和卵細胞畸形的可能性。

## （二）針灸理療調節骨盆腔微循環

　　針灸根據中醫理論選擇使子宮鬆弛的穴位，影響自主神經系統，可使子宮內膜感受性增強（圖5-23）。實驗證明：胚胎移植前選擇內關、地機、太沖、百會和歸來進行穴位針灸；移植後選擇足三裡、三陰交、血海、合谷；另外取耳穴神門、子宮、內分泌、腦點耳穴等穴位針灸有助於提高妊娠率。子宮內膜厚度、形態和子宮內腹下血流是胚胎移植成功的最重要引數，子宮內膜厚度是子宮動脈血流豐富程度的表現，足夠的子宮內膜厚度是胚胎植入成功的重要條件。透過卵巢交感神經的調節，低頻電針增加器官血流量。

## （三）調節好心理

很多人在胚胎移植後，都會出現焦慮的情緒，反覆地想：「這次會不會成功呢？不成功怎麼辦呢？」整個人變得異常地敏感和憂慮，甚至因此影響正常的工作生活。然而我們的身體是很微妙的，很多精神的活動也會影響生理的平衡狀態，過度的焦慮反而會影響成功率。所以，不妨放鬆心情以一個自然又平和的心態迎接新生命的到來。

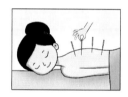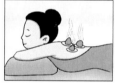
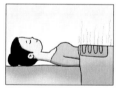

圖 5-23　中醫輔助治療

# 四十、
# 為什麼心理因素對生育與試管嬰兒影響那麼大？

試管嬰兒的成功率受很多因素的影響，如年齡、卵巢功能、精子品質、內膜厚度……在這個過程中，心理因素竟然也

有一席之地。剛開始治療時，患者腦子裡就充滿了各種擔憂和顧慮：做試管到底都要我幹什麼？我的成功率高嗎？我可以取到多少卵？我能順利移植嗎？萬一不成功怎麼辦？今天為什麼卵泡沒怎麼長？激素太低了怎麼辦？激素太高了會有危險嗎？做試管花費高嗎？想著想著，本來不緊張也變得有些神經質了。然而，需要注意的是，調查發現，在美國做體外受精治療的患者中，中途放棄的幾乎所有人都是因為壓力。

在歐洲和澳洲也有相同的現象，這種壓力來自親人朋友和周遭的人，更多來自自己。

緊張和焦慮與試管的成功率息息相關，研究發現，在試管嬰兒治療中，壓力越大，懷孕結果越差，可能與獲卵數少和獲卵品質差有關係。荷蘭多個生殖中心數百名正在 IVF 治療的患者的心理狀況調查發現，孕婦心理狀態的好壞與妊娠率有顯著相關性，焦慮是一個獨立的危險因素，而這種效應在月經週期的胚胎著床期尤為明顯。

不用絕望，心理因素造成的不良結果是可以透過積極干預來改善的。弗里德森（Yoon Frederiksen）等人綜合了 39 個關於壓力與 IVF 的研究發現，心理干預可以有效減少壓力，改善懷孕結果，尤其是認知行為療法（cognitive–behavioural therapy，CBT）和身心干預（Mind-Body Interface，MBI），換成聽得懂的話就是，先自我調節，給自己的心理暗示需要是積極的、正面

的，夫妻雙方都應該盡量減少工作上的負擔，保持輕鬆樂觀的狀態，順其自然。同時盡量迴避來自家人或朋友的干擾，以平和的心態面對這件事。家人也不要給予過度關注或過多干擾，適當地支持就足夠。生育是雙方的共同意願，因此夫妻之間要相互信任支持，尤其當一方出現焦慮等負面情緒時，另一方能夠給予安撫和排解。如果有必要應該與主治醫師多溝通，必要時可以就診諮商所接受專業的心理諮商。相信大家想要一個寶寶的心情都是迫切而又緊張的，希望可以把這種心情轉化為積極的行動，而不是無意義的緊張，對醫護人員多一些信任，放鬆下來，也許「好孕」就會隨之而來！

## 四十一、
## 高齡女性做試管嬰兒助孕，為什麼易失敗？

很多女性將不孕不育治療寄託於試管嬰兒技術，然而殘酷的是從臨床數據來看，45 歲以上高齡女性試管嬰兒成功率很低，或者懷孕後流產的機率也升高。年齡偏大的女性做試管嬰兒，為什麼容易失敗？

高齡女性試管嬰兒失敗：卵子品質不好，導致胚胎本身品質不好是主因。

女性最佳生育年齡為 25 ～ 29 歲。此階段做試管嬰兒成功

率比較高。超過 35 歲為高齡女性，生育能力直線下降，卵巢內可用卵子數量明顯減少。因此促排卵時，醫生會增加藥物用量，但高齡女性卵巢對促排卵藥物反應差，或出現用藥後卵泡無生長而中途終止的情況；即使一部分患者卵巢反應還可以，但是總體卵泡數量較少，品質較差，也可能出現受精異常，胚胎發育差，無好胚胎可以移植的情況。

一部分患者可能會收穫少數品質好的胚胎，但高齡女性子宮內膜受容性變差，後期胚胎移植後成功率降低，或懷孕後流產率升高。因此試管嬰兒成功率隨著年齡增加急速下降。

高齡導致女性卵巢功能衰退、卵子品質將越來越差，這是一個無法改變的事實。而環境汙染、沉重的生活和工作壓力、不健康的生活習慣等，使高齡女性的卵巢功能「雪上加霜」，從而使她們的生育變得更加困難。

專家認為心理壓力較重的婦女，她們的內分泌會受到影響，血管長期處在收縮狀態，影響了子宮、卵巢區域性的血流，而且神經系統的緊張會使一些神經介質釋放出現異常，造成子宮、輸卵管肌肉收縮紊亂，造成胚胎無法著床而導致治療失敗。所以解除心理壓力，醫患之間進行交流，夫婦雙方互相體諒和鼓勵是非常重要的。因此，高齡女性如果移植前後過於緊張，也會造成移植失敗。

由此看來，高齡女性做試管嬰兒失敗是比較常見的，因此

做試管前要做好充分心理和身體的準備，配合醫生積極治療，共同努力迎來「好孕」。

# 四十二、
# 試管嬰兒助孕治療失敗原因及應對辦法

進行一次試管嬰兒治療失敗後，在失落之餘，同時也會進入「解決問題」的思維中，「下一步應該怎麼辦呢？」是所有人都會自然地問到的一個問題。

首先，讓我們來看一下，第一次試管嬰兒失敗的原因有哪些，也許「下一步應該怎麼辦」這個問題你就會自己找到自己的答案。

## （一）胚胎發育潛能問題

胚胎品質好壞與成功關係密切，一個好的胚胎與卵子品質、精子品質以及胚胎本身的正常複製分裂發育密不可分，這三者中任何一方出現問題，都有可能影響最終的結果。這就需要醫生和胚胎學家一起仔細地分析在促排卵過程中的一些細節表現，卵子取出後其形態、大小、結構等指標是否達標，評分怎麼樣？這些問題實際上胚胎學家都會標註在檔案中。

舉例說明其中的一個問題：精子與卵子的結合障礙會影響優質胚胎的形成，這可能是由於精子穿透卵子的功能存在問

題，或者卵子透明帶過厚致使精子不能穿透，這種情況只有在培養室中胚胎學家的觀察下才能發現，在做試管之前是看不到的，因為自然受孕的過程中，我們不可能將卵子放在顯微鏡下觀察並測量其透明帶厚度等指標是否合格，只有在取卵後才有機會進行。

## (二) 子宮內膜問題

從著床方面考慮，還有子宮內膜的問題，有些子宮內膜在做超音波的時候是很漂亮的 A 型，但是做子宮鏡檢查，直觀地發現子宮內膜炎的表現，這種隱匿性的病變也不容易被發現。實際上可能的原因有很多，需要醫師進行分析和判斷。

## (三) 心理因素

不應忽視心理的調整，行試管嬰兒治療的女性承擔著很大的壓力，在治療過程中要學會自我排解，家人也要與她齊心協力，共同努力，積極面對問題並解決問題。必要的時候要尋求諮商師的協助。

## (四) 純機率事件

試管嬰兒的成功率有 40％～ 60％不等，每個人的情況不同，成功率有所差異，所以不成功的原因有時候是「不需要原因的」，確實是「有點任性」，這也許就是我們常說的「緣分未到」，何不收拾心情，重新再來？也許成功就在下一站等你。

## （五）其他特殊原因

　　還有一些「神祕」的原因，比如凝血功能異常、免疫因素、代謝問題、維生素缺乏（比如過度防曬會導致體內維生素 D 指標降低）等等。隨著生殖醫學的發展，這些問題逐漸被醫學科學家們挖掘出來。

　　失敗乃成功之母，實際上不孕的原因有很多，有的問題在做試管之前是發現不了的，而有些問題在做試管過程中才能發現。要積極尋求醫生的協助，分析失敗原因，知道自己屬於以上情況中的哪一種。如果屬於機率事件，真的沒有找出實質問題，那麼就安心再戰；如果是能夠找到原因，需要聽從醫生的安排，去解決所發現的問題，然後進行第二個週期的治療。總之，發現問題就是好事，是問題都會有相應的解決辦法，不要怕，積極面對。

　　請相信，「好孕」一定會來到。


# 四十三、
# 改善生殖結果的「小靈藥」有哪些？

## （一）輔酶 Q10 和脫氫表雄酮（DHEA）

　　卵母細胞在顆粒球的包圍下和卵泡液的保護下生長。一枚卵細胞完美地成熟依賴於生長環境提供給它的支持和營養，

並且這在相當程度上決定了胚胎的生存能力。因為胚胎的基因要在卵裂期才開始啟用，直到囊胚期才會生成新的粒線體，所以在胚胎著床前，卵細胞攜帶的粒線體作為胚胎的能量工廠，對受精及胚胎發育造成重要作用。不利的因素，包括高齡、肥胖、吸菸、嗜酒、氧化壓力和心理壓力等會對卵細胞造成不良影響。相反，適當地補充雄激素，合理飲食，運動，營養的補充及心理干預則有利於卵泡的生長。下面我們來介紹兩種改善卵巢功能及反應性的輔助藥物。

## 1. 輔酶 Q10

　　輔酶 Q10（Coenzyme Q10）普遍存在於粒線體內膜上，它既是重要的產能工具，又是有效的細胞內抗氧化劑。有研究顯示，隨著年齡的增加，人體內的輔酶 Q10 水平逐漸下降。輔酶 Q10 基因缺陷更會造成神經系統、骨骼肌肉系統和內分泌系統的一系列疾病。卵巢是優先選擇性吸收外源性輔酶 Q10 的器官，預先服用 2 個月輔酶 Q10 的高齡女性，可以明顯改善卵巢對促排卵藥物的反應。體外培養的牛胚實驗表明，輔酶 Q10 的使用可以明顯加快早期胚胎的分裂速度，提高卵裂期胚胎的形成，並增大囊胚腔的擴張及內細團的體積。這些改變可能源於輔酶 Q10 增加了細胞內粒線體的能量（Adenosine triphosphate，ATP，即三磷酸腺苷）產出。臨床實驗表明，預服用輔酶 Q10 後促排卵的高齡女性胚胎非整倍體率明顯低於對照組

（46.5％ vs.62.8％），但臨床妊娠率的差異無統計學意義（33％ vs.26.7％）。同時，提高卵子品質是減少整倍體胚胎流失的關鍵。

## 2.DHEA

　　脫氫表雄酮（dehydroepiandrosterone，DHEA），是人體內的一種雄性激素，在體內可以轉化為睪酮和雌二醇。卵泡內的雄激素能促進顆粒細胞分泌抗穆勒氏管荷爾蒙（AMH），抑制卵泡的閉鎖並透過增加 FSH 受體進而促進卵泡的生長發育。隨著年齡的增加，卵巢記憶體留的可募集卵泡數目減少、卵泡細胞品質下降，導致女性生育能力下降及性激素缺乏，血清總睪酮、游離睪酮及 DHEA 的濃度逐漸降低。所以，對於卵巢儲備降低或卵巢反應不良的患者，適量規律補充 DHEA 可能提高臨床妊娠率和活產率。另有研究顯示，DHEA 和輔酶 Q10 聯合使用與單獨使用 DHEA 相比，能增加卵巢儲備減退患者的基礎卵泡數和卵巢的反應性。

　　隨著社會發展和科技進步，越來越多的高齡女性尋求輔助生殖技術的幫助，滿足卵巢功能減退女性的生育需求是我們追求的目標和研究的方向。希望這些輔助藥物能夠幫助有需要的人們早日實現當媽媽的願望。

## （二）肝素、阿斯匹靈和糖皮質激素

人類是一種繁殖效率較低的生物，儘管在過去的 30 年裡，輔助生殖技術取得了很大的進步，但依舊會有 30% 左右的胚胎會在著床窗期丟失，還有 30% 左右的胚胎在子宮著床後丟失。儘管有關基因研究顯示，大部分著床失敗的胚胎與染色體核型異常有關，但仍有一些可能源於母體的異常。母體甲狀腺異常、免疫系統異常、遺傳和獲得性血栓形成傾向均可造成著床失敗。所以，對於復發性流產、反覆胚胎著床失敗的患者，一些「小靈藥」的使用往往正中要害，達到改善生殖結果的目的。

血液的高凝血狀態可能是遺傳的，比如凝血酶原基因突變，C 蛋白、S 蛋白缺乏症等，或是獲得性的，如抗磷脂抗體症候群（antiphospholipid syndrome）、獲得性高同型半胱胺酸血症（Hyperhomocysteinaemia）等，抑或兩種同時存在，這為高凝血患者的診斷帶來一定困難。胚胎著床的過程也是凝血和纖溶之間精確平衡的過程，有高凝血狀態或血栓形成傾向的患者不一定會形成血栓，但卻有導致患者出現著床失敗的可能。改善高凝血狀態和異常免疫狀態的輔助藥物主要包括肝素（heparin）、阿斯匹靈和糖皮質素（glucocorticoid）等。

### 1. 肝素和阿斯匹靈

對於有血栓形成傾向的患者，肝素可透過幾種機制發揮治療作用。對於抗磷脂症候群的患者，肝素可抑制 APA 的連接過

程，防止其對胚胎滋養層的傷害。有學者指出，使用肝素和阿斯匹靈治療的 APA 陽性或骨盆腔器質病變的患者，可生育妊娠率明顯升高。

　　阿斯匹靈因具有擴張血管及抗血小板聚集的作用而被用作 IVF 的輔助用藥。在週胚胎植入期使用阿斯匹靈可以觀察到子宮動脈搏動指數下降，卵巢和內膜的供血也被認為隨之改善。對於患有抗磷脂抗體症候群而反覆流產的患者，肝素聯合阿斯匹靈的治療方法被認為有效。

## 2. 糖皮質素

　　胚胎植入母體的過程類似於半同種異體移植，所以母體的免疫系統能否接受胚胎而不對其進行攻擊是著床成功與否的關鍵。有研究顯示，糖皮質素作為一種免疫調節劑可改善子宮的內環境。對於復發性流產的女性，使用氫化可體松（hydrocortisone）可以降低子宮內膜內自然殺手細胞 (Natural killer cell，NK cell) 的數量。抗磷脂抗體陽性的患者使用脫氫類固醇治療後，著床率和妊娠率均明顯高於未接受治療的患者。對於抗核抗體、抗 dsDNA 抗體、抗磷脂抗體陽性或因狼瘡進行抗凝治療的患者，給予糖皮質素治療後其受精率顯著提高。

　　總之，懷孕是全身系統相互協調的過程，不孕不育更是一類病因複雜的疾病。所以在前期檢查時，醫生會針對患者病史進行包括生殖系統、免疫系統、凝血系統等全方位的檢查，試

圖從中發現蛛絲馬跡，找到病因，對症下藥，提高效率，改善生殖結果。希望患者積極配合醫生治療，不要小看這一類輔助藥物，在醫生指導下規律用藥。

## (三) 二甲雙胍和維生素 D

### 1. 二甲雙胍

二甲雙胍作為一種輔助藥物應用於患有多囊卵巢症候群 (PCOS) 的女性患者中已經有 20 多年的歷史了。二甲雙胍是一種降血糖藥，有增強胰島素敏感性以及減少醣類在腸道內的吸收等作用。

PCOS 患者往往伴隨胰島素抗性，這被認為是導致女性排卵障礙的原因之一。臨床上使用最廣泛的治療不排卵的胰島素增敏藥物正是二甲雙胍，大量研究顯示該藥可以有效改善 PCOS 女性的排卵狀況。有研究顯示，服用二甲雙胍可以降低 PCOS 患者卵巢過度刺激症候群 (OHSS) 的發生率。同時，也有報導稱二甲雙胍可以降低 PCOS 患者的流產率。

對於男性不育患者，糖尿病及高胰島素血症可直接或間接影響精子品質，導致異常形態的精子增多等。研究顯示，經二甲雙胍治療的男性高胰島素血症患者，可提高精子品質，並有助於降低體重。

對於肥胖患者，二甲雙胍似乎可以帶來更多的受益，有研

究將體重指數（BMI）≥ 30kg/m2 的患者與正常體重患者進行對比，發現服用二甲雙胍 6 週後可以明顯降低肥胖患者體重及睪酮，改善代謝相關指標及胰島素敏感性，但對於體重正常的患者無明顯影響。

二甲雙胍的主要副作用是噁心和嘔吐，20％患者在服用後會發生此種反應，如果在降低用藥劑量後症狀持續存在，應考慮停止用藥。使用二甲雙胍已被證實是安全的，整個孕期堅持服藥可預防早期流產和妊娠期糖尿病的發生。

## 2. 維生素 D

維生素 D 對生育能力的重要性在前期的文章中已詳細介紹過，簡而言之，維生素 D 與生殖激素（包括雄激素、雌激素及孕激素）的產生密切相關，維生素 D 缺乏可導致性激素水平異常，增加子宮內膜異位症、子宮肌瘤等風險。PCOS 患者的血清維生素 D 產物濃度明顯降低，補充維生素 D 可以糾正 PCOS 的雄激素過多症，改善患者生殖結果。對於男性患者，維生素 D 受體存在於睪丸組織及精子中，並影響精子品質，補充維生素 D 可以造成保護生殖功能的作用。

對於輔助藥物的使用，均需要臨床醫生根據患者個體情況及化驗檢查結果綜合評價後按病情用藥，所以準媽媽們一定要遵照醫囑按時按量使用。

# 四十四、
# 取完卵後什麼時候移植凍胚更好？

在促排卵和取卵後，一部分患者可能因為子宮內膜形態欠佳或血清激素水平過高等原因，無法進行新鮮胚胎移植，只能將胚胎全部冷凍。何時解凍這些胚胎進行移植才是最佳時機，在冷凍以後多久移植成功率最高，目前尚無定論。

於是有一些研究者開始探索，從取卵後（Oocyte pick up，OPU）到凍融週期胚胎移植（Frozen Embryo Transfer，FET）時間長短，是否會影響成功率？

他們的最新研究結果表明，全胚冷凍的患者，不論在取卵後第幾個月經週期進行解凍胚胎移植，成功率均沒有明顯的差別。

研究者對 512 個患者的冷凍週期的結果進行了分析。其中，採用拮抗劑療程促排的週期有 397 個，長療程促排卵的週期有 258 個。移植凍融胚胎週期的子宮內膜準備有 238 個是透過口服雌激素，而 274 個是透過皮下注射雌激素進行的。取卵後第一個月經週期就進行解凍胚胎移植的共 263 個，在隨後的其他月經週期進行移植的共 249 個。結果發現：在排除了一些干擾因素後，取卵後第一個月經週期移植凍融胚胎和隨後其他月經週期移植凍融胚胎相比，生化妊娠率（HCG 陽性）、臨床妊娠率

（超音波確認懷孕）、流產率都沒有明顯的差別。對活產率（分娩胎兒並存活）也沒有明顯的影響。而真正對活產率有影響的，主要是患者的年齡，40 歲以上的患者比 35～40 歲低，35～40 歲的患者較 35 歲以下者低。由於研究的樣本量有限，還需要更大樣本量的研究來驗證結論的準確性，當然也要進一步排除其他潛在因素對結果的影響。

故而研究者得出結論，對於全胚胎冷凍的患者，在取卵後可不用等許多個月經週期後再進行凍融胚胎移植，而應該根據患者的具體情況，選擇合適的移植時機。這樣既不會影響胚胎移植的成功率，也不會浪費不必要的等待時間。

通常在取卵後第 3 個月經週期開始進行凍融週期胚胎移植的內膜準備，主要是考慮到促排卵和取卵畢竟不是自然的生理狀態，透過 2～3 個月的調整，讓身體恢復到最佳狀態，以追求在「萬事俱備」的條件下一舉成功。

## 四十五、
## 冷凍卵子，你知道多少？

冷凍卵子即取母體健康時的卵子進行凍存，阻止卵子隨人體衰老，待母體想生育時將冷凍的卵子取出使用。

## （一）凍卵要具備什麼條件？

目前「凍卵」屬於人工生殖技術範疇。雖說在臺灣，只要是有需求的女性，都可以進行凍卵。不過依照台灣現行法規，解凍卵子受孕的條件「僅限夫妻」，且須經過醫療機構檢查評估，確認一方有不孕症或有重大遺傳疾病。因此，即使有健康卵子以及子宮環境，女性同志伴侶目前仍無法在國內進行試管療程。

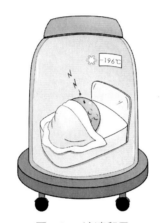

圖 5-24　冷凍卵子

## （二）凍卵的主要步驟是什麼？

要凍卵，首先要取卵；要取卵，首先要促排卵。臨床中通常是為女性注射促性腺激素，一個療程在 10 天左右，在此期間，間斷透過超音波進行卵泡監測。當卵子發育到足夠大時，在超音波引導下，使用穿刺針經過陰道穿刺到卵巢內抽取卵泡液。然後將卵子分離出來，經過評估，將成熟卵子進行冷凍（圖

5-24)。冷凍卵子有慢速冷凍法和玻璃化冷凍法兩種方式。當需要使用卵子時，專業技術人員將冷凍的卵子取出使其復甦。將存活的卵子和男方的精子進行體外受精，培育成胚胎，隨後選擇發育正常的胚胎移植到女性子宮中。

## 四十六、
## 現在冷凍卵子的技術成熟嗎？

自 1986 年世界首例凍融卵子兒出生，經過眾多學者長期大量的努力，卵子冷凍技術逐漸發展，現階段卵子冷凍成功率及妊娠率不斷提高。2013 年，美國生殖醫學協會（American Society for Reproductive Medicine，ASRM）指出：成熟卵母細胞冷凍不再局限於實驗階段，可廣泛應用於臨床。卵子冷凍技術在一定程度上可以儲存女性生育力，但需要注意的是生育力儲存並不意味著時光封存，女性的生育能力完全暫停衰老，只是在一定程度上，幫助女性儲存相對健康的卵子，實現未來生育的可能。

卵子冷凍的方法主要分為慢速程序化冷凍和玻璃化冷凍。慢速程序化冷凍是在低濃度保護劑的保護及程序化冷凍儀控制下緩慢地程序性降溫，是早期廣泛使用的方法。玻璃化冷凍則是指利用高濃度冷凍保護劑將卵母細胞迅速降溫，使得胞內液

體直接轉化為一種非晶體的玻璃狀，最後置於液態氮中儲存。目前專家們比較傾向於用玻璃化冷凍技術替代慢速冷凍技術儲存卵子。

目前世界上對於凍融卵子的臨床應用爭議依然很大。首先，關於卵子冷凍的倫理爭議依然較多。一些人主張女性享有生育權，也應享有主動決定自己是否進行輔助生殖相關技術包括卵子冷凍這一技術的權利，但有些人則認為輔助生殖技術只能為醫療性因素服務，而反對將其服務於社會性因素。

另外，雖然隨著玻璃化冷凍技術的發展，凍融過程對於卵子的損傷已經大大降低，但目前各國關於冷凍卵子與新鮮卵子在受精率、移植率和妊娠率等方面差異的相關研究仍在繼續。一部分研究認為玻璃化卵子冷凍技術與新鮮卵子在各方面的差異，無統計學意義。但更多的研究顯示凍融後卵子的受精率、胚胎著床率及臨床妊娠率明顯低於新鮮卵子，部分原因可能是在冷凍過程中，減數分裂期紡錘體及染色體結構被破壞，透明帶硬化等。因此臨床上對於品質較好的卵母細胞，我們更傾向於優先選擇新鮮卵子受精。

# 四十七、
# 冷凍儲存對卵子有什麼影響？

　　成熟卵子是人體內最大的細胞，含大量胞質，脫水時間相對長，卵子表面積與體積的比例低，不利於細胞表面與內部均勻的降溫或升溫，水分進出卵子的速率較慢，成熟卵子處在減數分裂的中期，核膜已溶解，染色體被紡錘體牽連排列在細胞的赤道面，紡錘體易受影響而解聚，卵子的結構和胞器對溫度和理化因素改變極其敏感，冷凍損傷多不可逆。因此，卵子在冷凍解凍過程經歷溶質效應、細胞內結冰、脫水、冷凍保護劑毒性、滲透壓效應等過程，不可避免地會受到損傷。

## （一）冷凍對透明帶的影響

　　卵透明帶是包繞在卵子外周的一層透明的非細胞結構，主要由酸性醣蛋白組成，卵透明帶上含有精子受體蛋白，在精卵辨別、誘發精子頂體反應等方面有重要作用。精子進入卵子後，透明帶發生生化修飾，參與阻止多精受精。由於卵透明帶是卵子暴露在溶液外環境的結構，冷凍保護劑毒性及冷凍解凍過程的化學和物理效應，直接作用於卵子的透明帶，卵透明帶結構和功能不可避免受到影響。透明帶變硬，出現裂隙和破裂，透明帶上精子受體蛋白空間結構改變都將影響到透明帶作用的發揮。

## （二）冷凍對減數分裂紡錘體的影響

減數分裂紡錘體是卵子內的動態性多元結構，主要由微管組成，成熟人卵處於第二次減數分裂中，紡錘體對受精後卵子完成減數分裂、染色體排列與分離，第二極體形成、參與原核靠近遷移等有關鍵作用。紡錘體對溫度變化極敏感，低於正常體溫 7°C即可引起紡錘體縮短、解聚、分離、多極紡錘體、紡錘體極性喪失。

## （三）冷凍對卵膜的影響

卵膜控制著卵子內外物質轉運，訊息傳遞，維持卵子內環境相對穩定。在受精過程中，卵膜參與精卵相互作用。故此，卵膜結構和功能的完整性是卵子存活和發揮功能活動的基礎。卵膜在冷凍解凍復溫過程的損傷形式包括卵膜破裂、膜腫脹、卵膜上微絨毛改變、膜滲透性改變、膜脂蛋白變性等。

## （四）冷凍對染色體的影響

成熟卵子內，23 對染色體被減數分裂紡錘體牽連排列在細胞的赤道面，冷凍卵子受精後，若減數分裂紡錘體受損，易出現染色單體正常分離受到抑制，導致產生染色體非整倍體合子，也可產生多倍體或原核形成異常。

## （五）冷凍對粒線體的影響

粒線體是卵子內重要的膜相胞器，透過氧化磷酸化途徑為卵子的功能活動提供能量。氧化磷酸化由粒線體內膜、嵴上分

布的酶和輔酶完成。冷凍解凍過程可改變人卵粒線體的超微結構，使粒線體功能降低或缺陷，ATP 產生減少，卵子無法維持正常功能活動。

## （六）冷凍對微絲的影響

微絲是卵內的纖維細絲，主要成分是聚合態的纖維狀肌動蛋白，為動態具有極性結構，與微管共同構成細胞骨架，參與胞內多種運動如極體排出、原核遷移等，在胞質分裂中有重要作用，低溫和冷凍保護劑可以使微絲數量減少、解聚、變短。

綜上可知，卵子在冷凍解凍過程中不可避免受到損傷，人卵冷凍儲存後的存活率、受精率、胚胎發育率尚低，各個技術環節仍需進一步試驗和完善。

# 四十八、
# 試管嬰兒促排卵對女性的傷害大嗎？

在做試管嬰兒的過程中，都會用到各式各樣的促排卵藥物，很多患者對促排卵有所誤解，認為促排出的卵泡是提前將很多卵子「預支」，從而會影響卵巢功能，甚至導致卵巢早衰。其實這種擔憂是完全沒有必要的，促排卵是透過激素調節避免非優勢卵泡閉鎖，並不具有將大量的卵子提前「預支」的作用，並不存在導致卵巢早衰的風險。

人的卵子雖然非常珍貴，但並不是每個卵子都是能發育成熟的幸運兒。在女性的青春期開始時，雙側卵巢中的原始卵泡約有 4 萬個，而人的一生中只排 400 ～ 500 個卵。那麼其他的卵泡去哪兒了呢？它們在發育的各個階段相繼閉鎖了。在自然的月經週期中，每個月都會有多個卵子從卵巢儲備池中被喚醒，繼續減數分裂的過程。在黃體期或月經早期，在超音波下可以觀察到多個竇卵泡，不同的人因為卵巢儲備功能不同，竇卵泡數量從幾個到幾十個不等。但人作為單胎動物，每個月只有一個卵泡發育成熟，也就是優勢卵泡，而其他的非優勢卵泡無奈「陪跑」，無緣生長到成熟階段就犧牲了。直到科學家們發現了卵泡發育受生殖激素調節的機制，可以透過調節激素，讓本來將要閉鎖的卵泡也發育起來，這樣就增多了單次取卵的數量，減少了患者反覆多次取卵的痛苦。所以並沒有所謂的「開源」，而是「節流」的作用讓多個卵泡發育起來。

　　那麼激素治療會增加婦科腫瘤的風險嗎？這個大家也大可不必擔心，大樣本臨床試驗以及基礎研究並沒有顯示試管嬰兒助孕治療用藥有提高乳癌、子宮內膜癌等腫瘤的發病風險。

　　對於有多囊卵巢病史，促排卵過程中卵泡數目大於 15 ～ 20 個，雌激素水平高於 5,000pg/ml 的患者，要注意卵巢過度刺激症候群（OHSS）的風險。輕度的 OHSS 患者只要休息，補充水和蛋白質就可恢復。重度的 OHSS 患者會有胸、腹腔積液等併發症的出現以及血栓形成的風險，要及時就診，向醫生反映不

適症狀，給予對症治療。

　　總之，試管嬰兒助孕技術並不會給女性卵巢功能帶來傷害，也不會增加其他器官的患病風險。接受此項技術的患者要調整好自己的心情，避免過度的緊張和焦慮，為促排週期做好準備。

# 四十九、
# 試管嬰兒取卵對女性會有什麼影響嗎？

　　在經過了試管嬰兒負調控和促排卵階段後，終於迎來了打「夜針」取卵。此刻接受試管嬰兒助孕治療的女性們心情激動而又緊張，有多種擔心：取卵痛不痛？這個手術會不會有嚴重情況發生？對自己有什麼影響？

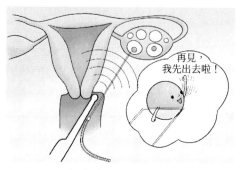

圖 5-25　超音波引導下卵巢卵泡穿刺術

　　目前的取卵術通常是在注射人絨毛膜促性腺激素或促性腺激素釋放激素促進劑 36 小時後進行，是在經陰道超音波探頭引

導下，穿刺針進入卵泡取出卵子的手術過程（圖 5-25）。時間通常不超過 30 分鐘。取卵術可以在靜脈麻醉下進行。

與許多婦產科手術相比，經陰道超音波穿刺取卵術算是「小手術」，但即使是「小手術」，也有手術併發症，如出血、損傷或感染等。

## （一）出血

取卵時穿刺針經過陰道壁進入卵巢，還有可能經過子宮、骨盆腔靜脈叢、膀胱和其他骨盆腔臟器，從而導致陰道出血和腹盆腔內出血。少量出血沒有不良影響。當腹盆腔內出血較多時，會出現下腹墜痛、噁心、嘔吐、頭暈等症狀，嚴重者引起休克。

## （二）損傷

不孕症的女性常合併子宮內膜異位症，骨盆腔沾黏相對較多，或既往手術史引起骨盆腔臟器沾黏或骨盆腔臟器位置改變，穿刺可引起膀胱、子宮等臟器損傷，輕度損傷影響不大，嚴重損傷極少見，有見輸尿管陰道瘻等的報導。

## （三）感染

感染可能與骨盆腔沾黏、慢性骨盆腔炎復發以及直接的結腸損傷有關，嚴重者可發生骨盆腔膿腫，表現為發熱和腹痛，陰道異味或膿性分泌物，因此術後務必按照醫囑要求口服抗生素預防感染。

以上取卵術的併發症發生率是很低的，據目前一些研究報導，陰道出血發生率約為 0.5％，感染的發生率為 0.03％～0.6％，所以，對於絕大多數患者來說，取卵術損傷很小，是非常安全的。

　　此外，取卵若在靜脈麻醉下進行，手術是無痛感的，還能降低接受治療的女性們焦慮、恐懼等不安情緒，使取卵更為容易。麻醉取卵後意識很快恢復，少數人會出現輕微眩暈、噁心嘔吐症狀，休息片刻均緩解；當然，麻醉也有嚴重併發症，比如誤吸導致窒息，這種併發症發生率也是極低的，大家一定按照麻醉要求禁食，做好術前準備。

　　總之，取卵手術對絕大多數進行試管嬰兒助孕治療女性們是安全的，創傷很小，僅對個別女性有一些影響。治療的朋友們務必放下你們的緊張、焦慮和擔心，盡量放鬆，以取得好的卵子，這樣離試管嬰兒的成功又更近了一步。

# 五十、
# 卵巢過度刺激症候群是怎麼回事？

## （一）什麼是卵巢過度刺激症候群？

　　卵巢過度刺激症候群（OHSS）為一種輔助生殖技術中使用促排卵藥物後所發生的醫源性疾病。大多數 OHSS 可自癒，無

須特殊治療，但要嚴密監測病情變化。也有部分患者會發展為重度 OHSS，出現一系列併發症如血栓形成、腎功能不全 / 衰竭、急性呼吸窘迫症候群、休克甚至死亡，懷孕合併 OHSS 可能會導致先兆子癇（以血壓升高為主要特點的婦產科疾病）和早產的風險增加，嚴重的 OHSS 患者需要住院治療。

## （二）OHSS 的危險因素

OHSS 的高危因素包括：年齡 < 35 歲，身體瘦弱，有 OHSS 病史，多囊卵巢症候群（PCOS），取卵日卵泡 > 20 個，雌二醇 E2 > 3,000pg/ml，懷孕尤其是雙胎懷孕。

## （三）OHSS 的臨床表現

OHSS 有兩個好發期，根據症狀出現的時間不同，可分為早發型 OHSS 和晚發型 OHSS。早發型 OHSS 是症狀在人絨毛膜促性腺激素（HCG）注射 3 ～ 9 天出現，如無懷孕，症狀逐漸緩解，如懷孕則病情加重；晚發型 OHSS 多在 HCG 藥物注射 10 ～ 17 天出現，與懷孕尤其是多胎妊娠率有關。晚期 OHSS 往往要比早期 OHSS 更嚴重。典型的症狀為在促排卵藥物注射後出現腹脹腹痛和腹部不適，還常常伴有其他症狀，如噁心嘔吐、腹圍增加、胸悶憋氣、尿量減少、下肢腫脹、外陰腫脹等。如果出現腹痛突然加重，需警惕卵巢扭轉的可能。

## （四）OHSS 的治療

如在促排卵後或懷孕早期出現上述症狀，需及時到醫院就診。首先需要做過一些基本檢查評估病情，如血常規、凝血功能、生化全項、D- 二聚體、腹部胸部超音波等。一般治療包括避免劇烈運動，避免發生卵巢扭轉，但也不能長期臥床，否則容易發生血栓；高蛋白飲食，如蛋白粉、雞蛋、牛奶等蛋白含量高的食物；保證飲食攝取量，一些患者會因為腹脹腹痛而不吃東西，這是萬萬不可的，要多吃多飲，多排尿，避免血栓形成。其他特殊治療需聽從醫生醫囑。嚴重的 OHSS 需要住院治療。

## （五）臨床如何預防 OHSS

①醫生應根據患者對藥物的反應，謹慎使用促排卵藥物及黃體支持藥物，並及時調整藥物劑量；②單個胚胎移植；③未成熟卵體外成熟培養（In vitro maturation, IVM），即將卵巢中不成熟卵母細胞取出，在體外培養，成熟後應用 ICSI 技術使之受精；④暫不進行胚胎移植，先將胚胎冷凍，待身體恢復後再移植胚胎。

總之，OHSS 是輔助生殖技術中比較嚴重的併發症，早期辨認、預防、評估和合理治療非常重要。

# 五十一、
# 助孕治療會使腫瘤發生率增加嗎？

很多不孕女性都很擔心透過輔助生殖技術治療會增加女性患腫瘤的風險，下面分享一篇相關內容的綜述，解答大家心中的疑惑。

## （一）乳癌

有 9 項相關研究評估了不孕症或促排藥物與乳癌的潛在關係，其中 7 項研究結果顯示不孕症或促排卵藥物與乳癌的發生沒有顯著的關係。有 1 項研究結果提示不孕症女性患乳癌的風險是下降的。另一項研究的結果則提示接受輔生殖技術治療的不孕女性有更高的患乳癌的風險，一個關鍵的因素是，在未生育的女性中乳癌風險本來就相對高。

## （二）卵巢癌

卵巢癌與不孕症之間的關係也是有爭議的。但是一部分特殊人群確實存在更高的患乳癌的風險，包括不明原因不孕的女性、多囊卵巢症候群（PCOS）和子宮內膜異位症女性等。透過卵巢癌相關的諮商和檢查，可以幫助這部分女性盡早發現卵巢腫瘤並治療。

## （三）子宮內膜癌

研究發現，特定的人群如不明原因的不孕和年輕時即診斷 PCOS 的女性，其子宮內膜癌的風險明顯增加。5 項研究中，只有一項研究結果顯示接受助孕治療的不孕女性患子宮內膜癌的風險，比沒有接受助孕治療的不孕女性更低，然而這種差異並不明顯。

子宮內膜癌的發生與 PCOS 似乎有緊密的關係。PCOS 患者排卵常不規律，子宮內膜長期在雌激素的作用下增殖，而缺乏孕激素將其轉化，故發生子宮內膜異常增生的風險增加，進而發展為子宮內膜癌。

由此可見，並不一定是輔助生殖技術導致不孕女性患腫瘤的風險增加，不孕症本身或不能生育導致這些腫瘤發生率增加的可能性更大。

最後，建議不孕女性，尤其是 PCOS、子宮內膜異位症患者及不明原因不孕的女性，定期體檢，警惕腫瘤的發生。

## 五十二、
## 人工授精和試管嬰兒有什麼區別？

自然受孕過程，男方精液排到女方陰道後，精子經過陰道酸性環境、免疫細胞、宮頸黏液層層篩選後，少部分進入子宮

腔，之後在輸卵管中穿行，達輸卵管壺腹部與經卵巢排出、輸卵管傘部拾起的卵子相遇、結合成受精卵，受精卵再經過輸卵管移向宮腔、完成胚胎著床。

人工授精，最常採用的是子宮腔內人工授精，將男方精液經過處理，去除精漿中雜質、免疫細胞等，提高活動率高精子的密度，在女性排卵期注入其宮腔內。其避免了精子在陰道、宮頸處的損耗。丈夫精液人工授精（AIH）適用於：男方輕度少、弱精子症，或精液液化異常；男方性功能障礙；宮頸因素導致的不孕；免疫性不孕；或其他不明原因不孕。捐贈者精液人工授精（AID）主要適用於男方無精子症或男方患有嚴重的遺傳缺陷或遺傳疾病。但採用人工授精的前提是：女方至少有一側輸卵管通暢，在自然週期或簡單促排卵藥物治療後有優勢卵泡發育。其單週期成功率為 10％～ 20％，接近於自然受孕。人工授精費用約為 3 萬至 4 萬，各醫院的費用不依，請以醫院公告為主。

試管嬰兒，即體外受精 - 胚胎移植（IVF-ET），將男方精液經過更精細的處理，去除精漿，篩選出高活力的精子，與取出的卵子在體外培養皿內完成受精，發育成卵裂期胚胎或囊胚，再移植到女性子宮腔內。女方卵子通常經過控制性超促排卵，即先使用藥物抑制體內腦下垂體分泌促性腺激素，再給予外源性促排卵藥物，刺激卵泡增長、成熟，從而可以一個週期獲得

多個卵子、形成多個胚胎，增加成本效益。主要適用於：輸卵管阻塞、積液、通而不暢；嚴重子宮內膜異位症、子宮腺肌症；多囊卵巢症候群、排卵障礙；反覆促排卵失敗；男方嚴重少、弱、畸精子症或無精子症；或其他不明原因不孕。其單週期成功率為 40%～ 50%，費用約為 15 萬至 25 萬。

綜上可以得出，人工授精、試管嬰兒適用人群、操作方法、成功率、花費等多方面都存在差異，而採用哪種方法助孕需經專業醫生評估夫妻雙方情況後，根據具體情況制定療程，所以，按照醫囑才能獲得最佳結果。

## 五十三、
## 試管嬰兒技術代數越高越好嗎？

很多患者在選擇試管嬰兒技術時會感到迷茫，以為代數越高越好。其實，每一代試管嬰兒技術分別都有各自的適應症，不同的情況必須選擇不同的技術，並不是和手機一樣越新越好。今天我們就跟大家介紹一下，這幾種試管嬰兒技術的區別吧。

第一代試管嬰兒技術又稱做「體外受精 - 胚胎移植」（IVF-ET），是最早出現的試管嬰兒技術（圖 5-26）。本質上是把卵子和精子分別取出來，放在培養液裡讓它們自然受精，形成胚胎後再進行移植。如果女方有排卵障礙、輸卵管阻塞或沾黏、子

宮內膜異位、卵巢儲備低下、不明原因不孕；男方有輕度少弱精子症、雙方因素不孕等，都可以選擇第一代試管嬰兒。

但是，把精子放入含有卵子的液滴內中，有時候發現它們並不能正常「相愛結合」，該怎麼辦呢？這就需要用到第二代試管嬰兒技術了，也叫卵細胞質內單精蟲顯微注射（ICSI），也就是把單個精子注射到卵子中，人為幫助它們受精。它主要針對男性嚴重的少弱精子症、不可逆的阻塞性無精子症或需行植入前胚胎遺傳學檢測等情況採取的措施。

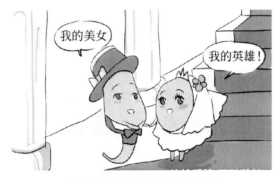

圖 5-26　體外受精－胚胎移植

對於一些能夠自然懷孕的夫婦，但存在不利於優生優育的因素，如年齡較大、出現過多次胚胎停育或自然流產的情況、攜帶異常染色體、存在遺傳病風險，那麼遺傳學專家會建議他們考慮第三代試管嬰兒輔助技術來進行治療。

這項技術又稱為胚胎著床前染色體篩檢（Preimplantation Genetic Screening，PGS）。就是從胚胎的多個細胞中取出一個或者

多個細胞,進行染色體或者基因的檢測,屏棄掉攜帶異常染色體或基因的胚胎,移植正常的胚胎,讓患者獲得一個健康的寶寶。

所以,一代、二代、三代試管技術都是按需選擇,每一代試管嬰兒技術都有它所針對的適應症和治療範圍,並不是數字越大越好。

## 五十四、
## 女性無經、停經後還可以做第三代試管嬰兒嗎?

女性停經,說明卵巢功能衰竭,卵巢內已經沒有可以利用的卵子,故而不能做試管嬰兒助孕治療了。做試管嬰兒治療的前提是女性卵巢能透過促排卵或自然週期取卵得到成熟卵子,用於與精子受精,發育成胚胎。而女性停經後,卵巢處於靜止狀態,即使用藥,也無法再長出卵泡,所以無法得到卵子。

第三代試管嬰兒指的是胚胎著床前基因檢測(Preimplantation Genetic Testing,PGT),包括胚胎著床前基因診斷(Preimplantation genetic diagnosis,PGD)和胚胎著床前染色體篩檢(PGS)。主要適應證是高齡、反覆胚胎停育或自然流產、夫妻一方攜帶異常染色體或異常基因,存在遺傳風險。這項技術檢測的細胞多來源於囊胚的外滋養層細胞(將來發育成胎盤的細胞;還有一部分細胞是內細胞團,將來發育成胎兒),也就是說,

PGT 治療的患者通常要將所有胚胎培養至囊胚階段，再從中選擇可以用來移植的囊胚進行染色體或基因檢測。這個過程是胚胎優勝劣汰的過程，對高育齡女性（卵子數量相對少、卵子品質相對差）來說其實存在養囊失敗、全軍覆沒的風險。此外，該項技術診斷的準確性並不是 100%。比如，當滋養層細胞與內細胞團細胞的染色體或基因不一樣時，結果可能就不準了。是否應該做第三代試管嬰兒治療還需要諮商遺傳學專家。這項技術並不是想做就做的，試管嬰兒技術也不是代數越新越好。

## 五十五、
# 女性做試管嬰兒促排卵，會提前進入更年期嗎？

答案是不會。每個女性在出生時都有大約 200 萬個始基卵泡，在兒童期大多數的始基卵泡逐漸退化，到了青春期，兩側卵巢一共會剩 20 萬～ 40 萬個始基卵泡，而女性一生中只有 400 ～ 500 個卵泡能最終發育成熟，其餘的卵泡最終都會閉鎖。在女性前一月經週期的黃體晚期和本次月經週期的卵泡早期，雙側卵巢內各會有一組竇卵泡（3 ～ 11 個）在卵泡刺激素（FSH）的作用下一起進入生長發育軌道，其他卵泡將會閉鎖，這一過程稱為募集，每個女性卵巢功能不同，募集到的卵泡數也是不同的。募集後卵泡的生長主要依賴促性腺激素，尤其是 FSH，只有 FSH 達

到或超過一定閾值時，卵泡才能繼續生長。自然週期中，在月經週期的第 5 ～ 7 天，對 FSH 閾值最低的一個卵泡，也就是說對 FSH 最敏感的一個卵泡將優先發育成優勢卵泡，而其他卵泡由於對 FSH 的敏感度低，將逐漸閉鎖。一個週期募集到的卵泡可以有多個，但一般最終只有一個卵泡，偶爾可以見到兩個卵泡發育成熟並排卵，這個卵泡就是我們常說的優勢卵泡（圖 5-27）。

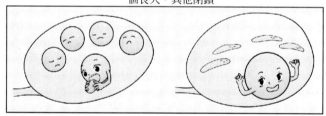

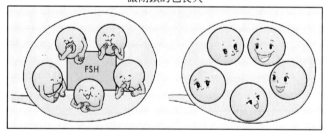

圖 5-27　自然週期卵泡生長與促排卵後卵泡生長

而在促排卵週期中，醫生會在出現優勢卵泡前，一般是在月經的第 2 ～ 4 天開始應用促排卵藥物，最常見的是外源性的促卵泡素（FSH），來促使本來將要閉鎖的卵泡生長，但本週期

沒有募集到的始基卵泡仍會處於靜止狀態，不會受到影響。因此，促排卵不會將卵巢中庫存的卵泡提前耗竭，而是屬於「廢物利用」，使原本會閉鎖的卵泡都可以一起發育成熟，盡可能一個週期獲得多個成熟卵子，以獲得盡可能多的優質胚胎。

# 五十六、
# B肝患者可以做試管嬰兒助孕治療嗎？

B肝患者可以做試管嬰兒治療，但是前提是肝功能正常，B肝病毒滴度控制在正常標準。

B型肝炎簡稱B肝，是由B型肝炎病毒感染後引起的肝臟炎症，具有傳染性。目前全國B肝病毒帶原者約220萬，每年約13,000人死於慢性肝病、肝硬化及肝癌。B肝患者常伴肝功能損傷，表現為黃疸、肝酵素升高、凝血功能障礙、白蛋白水平下降等，嚴重時可出現腹水和肝性腦病變。

試管嬰兒促排卵治療，需要使用大量促排卵藥物，這都需要透過肝臟來代謝。同時體內雌孕激素急遽增加，也需要肝臟來代謝。如果肝功能異常，將影響藥物作用和對卵子成熟度的判斷，進而影響促排卵。

取卵手術雖是微創手術，但仍是有創的。如果B肝患者肝功能嚴重受損，則可能出現凝血功能異常，發生腹腔內出血的

風險將大大增加；術中藥物代謝異常，將加重肝臟負擔，出現代謝毒性物質堆積，損傷其他臟器。將病毒滴度控制在正常標準，保護肝功能，同時也將大大降低 B 肝的傳染性。這是對患者本人的保護，也是對醫生和其他患者的保護。

另外，母嬰傳染是慢性 B 肝感染的主要原因。孕產婦將病毒滴度控制正常，可以減少新生兒感染 B 肝的風險。當然，現在也有很多手段進行母嬰阻斷，比如新生兒 12 小時內注射 B 型肝炎免疫球蛋白，24 小時內接種第一針 B 肝疫苗。新生兒正規預防後，不管孕婦 B 肝表面抗原（HBsAg）陰性還是陽性，均可行母乳餵養。B 肝病毒表面抗原陽性的男性，其精液不會引起胎兒感染 B 肝病毒。

許多進行試管嬰兒治療的 B 肝患者，只要肝功能正常，B 肝病毒滴度在正常狀態下，並經傳染病專科醫院的醫生證明 B 肝病情控制良好，無治療禁忌，便可在生殖中心進行試管嬰兒治療。

## 五十七、
## 實施試管嬰兒助孕
## 為什麼也會有子宮外孕的情況發生？

異位妊娠，也就是子宮外孕，是指胚胎在除子宮宮腔以外的部位著床。常見的異位妊娠是輸卵管妊娠，除此之外還有腹

腔妊娠，脾妊娠和宮角妊娠等。子宮外孕是婦產科非常凶險的疾病，一旦妊娠部位的血管破裂出血，會導致失血性休克，危及患者生命。大家可能會有疑問，做試管嬰兒的時候，醫生在超音波監測下把胚胎好好放入了宮腔，是不是就不會發生子宮外孕了呢？答案是否定的，試管嬰兒也會有子宮外孕發生，這是為什麼呢？

首先，胚胎在宮腔內並不老實，它會隨意遊走，一方面是為了尋找肥沃的土壤，另一方面是受到了宮腔或輸卵管內一些化學因子的誘導作用，目前對此還未研究清楚。所以胚胎最終在哪裡安家並不能提前預知，即使把它放在宮腔裡，也不能完全避免異位妊娠的風險（圖 5-28）。

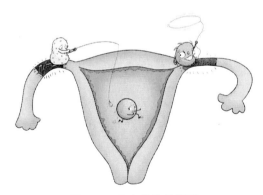

圖 5-28　子宮外孕的原因

其次，輸卵管性不孕是子宮外孕高發的一個重要因素。如果輸卵管有炎症導致輸卵管阻塞或周圍沾黏的話，炎性因子會

誘導胚胎遊走，吸引胚胎向炎性因子移動。有時胚胎走到了輸卵管正好是囊胚著床期，就不幸在輸卵管駐紮下來，形成了子宮外孕。有的時候甚至從輸卵管走到了腹腔裡，生根發芽形成了腹腔妊娠，當然這樣的妊娠都不能持久。

所以，在胚胎移植後要按時監測患者血中 HCG 的含量的變化，在有腹痛、陰道出血的症狀發生時，及時就診，排除子宮外孕的情況。一旦確診，則要及時行手術治療。在試管嬰兒助孕治療前也可提前結紮或切除有病變的輸卵管，以防止異位妊娠的發生。

## 五十八、
## 試管嬰兒可以做性別篩檢嗎？

第三代試管嬰兒助孕技術又稱「設計嬰兒」技術。雖然三代試管嬰兒助孕技術都離不開人工授精技術，但與第一、第二代試管嬰兒不同，「設計嬰兒」是對眾多的胚胎進行基因篩選，作為一項最先進的醫療新技術在更廣闊的領域為人類造福。第三代試管嬰兒操作過程中，醫生要抽取胚胎內壁的細胞做檢測。

相關法律明確規定，嚴格禁止進行沒有醫學指徵的性別選擇，人為的性別選擇容易造成人口性別比例失衡。在實際生活中，因醫學指徵進行性別選擇的人只占極少數。目前，某些常

見遺傳病在社會人群中發生率已達到 30% 的比例，但是著床前診斷技術（preimplantation genetic diagnosis，PGD）所能篩選的遺傳致病基因還十分有限，常見多基因遺傳疾病，如糖尿病、高血壓等尚無法鑑別。在性聯遺傳病中，有一些不會嚴重影響患者生活的病種，例如紅綠色盲症，是不需透過 PGD 技術來進行選擇的。目前，「設計嬰兒」技術針對的主要病症為 X 性聯隱性遺傳疾病，如血友病等並且需要選擇的性別目標為女性。

實際生活中，很多想透過做第三代試管嬰兒選擇子女性別的患者都是年紀偏大，或想生第二胎的家庭。這個時候夫妻雙方的年齡大多都超過適合生育的年齡，那麼問題就來了，不管第幾代試管技術，都有一個共同點，夫妻雙方年齡越大，胚胎品質越差，試管嬰兒的成功率越小。很多國外試管嬰兒專科醫院做性別鑑定時要求一定要「養囊」，就是我們平時所說的囊胚。養囊是世界技術難關，並非所有的胚胎都能在體外環境下發育成為更好分化潛能的囊胚，很多情況下胚胎著床在宮腔內能很好的發育，而在體外培養就會碎掉，畢竟體外環境無法完全模擬體內宮腔情況，所以一定要慎重決定是不是要養囊，這關係到整個試管嬰兒的成功率。

無論男孩女孩，都是美麗可愛的小天使，讓您的人生的經歷更加豐富多彩。

# 五十九、
# 試管嬰兒助孕對女性有沒有年齡限制？

隨著年齡增加，人類各個系統將不可避免出現衰老，生殖系統自然也是如此，尤其是女性的生殖系統。相關數據顯示女性不孕的機率：20～24歲約5.7％，25～29歲約9.3％，30～34歲約15.5％，35～39歲約29.6％，40～44歲約63.5％，44歲以後87％的婦女患不孕症。

通常來說，23～30歲是女性生育能力的黃金時段，超出這個年齡後，女性的生育能力開始下降，尤其在35歲之後，女性的卵母細胞品質與數量顯著下降，卵巢儲備功能、胚胎著床率及臨床妊娠率均出現降低；而遺傳異常胚胎和胎兒發生率及流產率等升高。

因此，高齡人群中優生優育問題就更加的顯著，許多高齡的女性會尋求輔助生殖技術的幫助。然而獲得高品質的卵母細胞是輔助生殖技術成功的基本保證，因此年齡也對輔助生殖技術結果存在很大的影響。

## （一）卵巢儲備能力與年齡

卵巢儲備指卵巢組織中存在的原始卵泡數量，是衡量女性生育能力的一個重要指標，隨著年齡增加，剩餘的卵子數量會越來越少，卵巢儲備也會越來越少。另外，卵巢反應性是指卵

巢內卵泡對內或外源性激素濃度改變的反應能力，是保證卵子發育、成熟、排卵和進行試管嬰兒助孕治療時獲得足夠卵子數目和高品質卵子的前提條件。臨床觀察結果表明，卵巢儲備能力和卵巢反應性均與年齡高度相關，即隨著年齡的增長，卵巢儲備能力及卵巢反應性均逐漸下降。

## (二) 子宮內環境與年齡

子宮內環境的穩定是促進胚胎發育的必要條件，包括子宮內膜容受性、子宮腔正常形態和適當的子宮張力。子宮內膜容受性主要受子宮內膜的厚度、組織結構及血流影響。隨年齡增加，子宮內膜在形態和功能上均發生一系列改變，包括膠原含量增加、內膜細胞中雌、孕激素受體減少、發生蛻膜化的內膜容積和子宮血流量減少等。而這一系列的改變都對胚胎著床、發育造成了極大的困難。

## (三) 胚胎品質與年齡

女性的生殖器官一出生就意味著逐漸走向衰老，20 歲左右的年輕婦女排出的卵母細胞僅有 2%～3% 發生染色體異常，而到了 40 歲時，這種風險增至 30%～35%。年齡增加了卵母細胞第一次和第二次減數分裂發生錯誤的機率。卵子品質的下降和染色體異常的增加表現為著床前胚胎的發育遲緩與停滯，出現智力低下或胎兒畸形可能性增加，孕中期流產率明顯增高。

　　所以說，年齡對女性的生育能力影響非常大，無論是自然受孕還是試管嬰兒，選擇最佳年齡進行生育是最科學的。不能盲目地以為無論年齡大小，試管嬰兒都可以成功，國內外大樣本統計數據表明，45歲以上做試管的活產率極低，一般不超過2%，所以很多生殖中心對45歲以上的患者就不再採用試管嬰兒助孕技術了。

　　從另一方面來說，高齡產婦孕期發生妊娠期高血壓疾病、妊娠期糖尿病的機率都大大增加，難產、早產的風險也增加，從後代角度來說，出現先天性疾病、遺傳性疾病、自閉症等的機率也會有所增加。因此適齡生育也最有利於女性自身的身體恢復和實現優生優育。

　　由此可見，試管嬰兒並不是不論年齡都可以做的。在合適的年齡進行試管嬰兒的治療，不僅移植的成功率較高，而且可以減少孕期併發症，獲得更加健康的後代。

# 參考文獻

[01] Silber S J, Kato K, Aoyama N, et al. *Intrinsic fertility of human oocytes*[J]. Fertility & Sterility, 2017, 107(5): 1232-1237.

[02] Broughton DE, Moley KH. *Obesity and female infertility: potential mediators of obesity's impact*[J]. Fertility & Sterility, 2017, 107(4): 840-847.

[03] *Comstock IA, Diaz-Gimeno P, Ruiz-Alonso M, et al.* Does an Increased Body Mass Index Affect Endometrial Receptivity in Infertile Patients? A Functional Genomics Analysis*[J]. Fertility & Sterility, 2015, 103(2): 740-748.*

[04] *Homan GF, Davies M, Norman R.* The impact of lifestyle factors on reproductive performance in the general population and those undergoing infertility treatment:a review*[J]. Human Reproduction Update, 2007, 13(3): 209-223.*

[05] Radin RG, Hatch EE, Rothman KJ, et al. *Active and passive smoking and fecundability in Danish pregnancy planners*[J]. Fertility & Sterility, 2014, 102(1): 183-191.

# 參考文獻

[06] Hanson B, Johnstone E, Dorais J, et al. *Female infertility, infertility-associated diagnoses, and comorbidities: a review*[J]. Journal of Assisted Reproduction & Genetics, 2016, 34(2): 1-11.

[07] Jayakrishnan K, Vandana M, Divya N. *Submucous fibroids and infertility: Effect of hysteroscopic myomectomy and factors influencing outcome*[J]. Journal of Human Reproductive Sciences, 2013, 6(1): 35-39.

[08] Fernandez H, Sefrioui O, Virelizier C, et al. *Hysteroscopic resection of submucosal myomas in patients with infertility*[J]. Human Reproduction, 2001, 16(7): 1489-1492.

[09] *Jeanes YM, Reeves S. M*etabolic consequences of obesity and insulin resistance in polycystic ovary syndrome: diagnostic and methodological challenges*[J]. Nutrition Research Reviews, 2017, 30(1): 97-105.*

[10] *Barbuscia A, Mills MC.* Cognitive development in children up to age 11 years born after ART-a longitudinal cohort study*[J]. Human Reproduction, 2017, 32(7): 1482-1488.*

[11] *Sesh Kamal S, Vivian R, Nick RF, et al.* Association between the number of eggs and live birth in IVF treatment: an analysis of 400,135 treatment cycles*[J]. Human Reproduction, 2011, 26(7): 1768-1774.*

[12] *Polyzos NP, Panagiotis D, Jose P, et al.* Cumulative live birth rates according to the number of oocytes retrieved after the first ovarian stimulation for in？vitro fertilization/intracytoplasmic sperm injection: a multicenter multinational analysis including ∽ 15,000 women*[J]*. *Fertility and Sterility, 2018, 110(4): 661-670.*

[13] *Steward RG, Lan L, Shah AA, et al.* Oocyte number as a predictor for ovarian hyperstimulation syndrome and live birth: an analysis of 256,381 invitro fertilization cycles*[J]*. *Fertility & Sterility, 2014, 101(4): 967-973.*

[14] *Dai J, Leng LZ, Lu CF, et al.* Time-lapse observation and transcriptome analysis of a case with repeated multiple pronuclei after IVF/ICSI*[J]*. *J Assist Reprod Genet, 2017, 34(1): 1-9.*

[15] *Rosenbusch BE.* A preliminary concept, deduced from cytogenetic analyses, for explaining different types of multipronuclear oocytes obtained after intracytoplasmic sperm injection*[J]*. *Fertility & Sterility, 2010, 94(6): 2479-2481.*

[16] *Rawe VY, Kopelman S, Nodar FN, et al.* Pronuclear Abnormalities and Cytoskeletal Organization During Assisted Fertilization in a Patient with Multifollicular Ovarian Response*[J]*. *J Assist Reprod Genet, 2002, 19(3): 152-157.*

[17] *Rosenbusch BE.* Selective microsurgical removal of a pronucleus from tripronuclear human oocytes to restore diploidy: disregarded but valuable?*[J]. Fertility & Sterility, 2009, 92(3): 897-903.*

[18] *Li M, Lin S, Chen Y, et al.* Value of transferring embryos that show no evidence of fertilization at the time of fertilization assessment*[J]. Fertility & Sterility, 2015, 104(3): 607-611.*

[19] *Craciunas L, Tsampras N.* Bed rest following embryo transfer might negatively affect the outcome of IVF/ICSI: a systematic review and metaanalysis*[J]. Human Fertility, 2016, 19(1): 1-7.*

電子書購買

爽讀 APP

## 國家圖書館出版品預行編目資料

早點「孕」見你：生殖奧祕 × 不孕解密 × 人
工授精 × 試管嬰兒，一本書提供專業指南，助
你理解並克服生育障礙 / 李媛，劉姍，馬帥 主
編 . -- 第一版 . -- 臺北市：崧燁文化事業有限公
司 , 2024.05
面；　公分
POD 版
ISBN 978-626-394-276-9( 平裝 )
1.CST: 不孕症 2.CST: 人工生殖 3.CST: 生殖醫
學
417.125　　113005908

# 早點「孕」見你：生殖奧祕 × 不孕解密 × 人工授精 × 試管嬰兒，一本書提供專業指南，助你理解並克服生育障礙

臉書

主　　　編：李媛，劉姍，馬帥
發 行 人：黃振庭
出 版 者：崧燁文化事業有限公司
發 行 者：崧燁文化事業有限公司
E - m a i l：sonbookservice@gmail.com
粉 絲 頁：https://www.facebook.com/sonbookss/
網　　　址：https://sonbook.net/
地　　　址：台北市中正區重慶南路一段六十一號八樓 815 室
Rm. 815, 8F., No.61, Sec. 1, Chongqing S. Rd., Zhongzheng Dist., Taipei City 100, Taiwan
電　　　話：(02) 2370-3310　　　傳　　真：(02) 2388-1990
印　　　刷：京峯數位服務有限公司
律師顧問：廣華律師事務所 張珮琦律師

―版權聲明―

定　　　價：320 元
發行日期：2024 年 05 月第一版
◎本書以 POD 印製
Design Assets from Freepik.com